JN124356

ステップアップ
臨床栄養学実習
〔第2版〕

―栄養診断に基づく栄養・食事計画―

桑原　節子・永井　徹
編著

石長孝二郎・落合由美・恩田理恵
片桐義範・竹内真理・田中　寛
調所勝弘・長谷川輝美
共著

建帛社
KENPAKUSHA

は じ め に

　わが国では，小児から高齢までの傷病者において，低栄養から過剰栄養にいたる多様な栄養問題が生じている。そのため，傷病者に対する適切なアセスメントに基づく栄養管理の標準化が求められている。それぞれの症例に最適な栄養・食事計画を立案し，栄養管理を実践するためには，疾患を理解するとともに栄養学的な問題を明確にすることが必要である。つまり，傷病者の栄養問題を解決するためには，栄養管理プロセスである栄養診断（栄養状態の判定）を確実に行い，傷病者の生活背景を考慮した栄養・食事計画を作成することが必須である。

　このような状況を受け，今回，学生向けに管理栄養士養成校において栄養診断（栄養状態の判定）を基に適切な栄養・食事計画の立案から実践までの一連の過程を学修できるテキストとして本書を作成した。

　構成は，学生がステップアップできるように図っている。第1章では，基本事項として栄養管理プロセスを構成する用語の理解に重点を置き，順序立てて解説している。

　第2章では，症例に対する最適な栄養介入を行うにあたり，必要な知識について具体的に解説した。第3章は，栄養・食事計画の立案から実践に必要な基本事項を丁寧に説明している。これらを理解した上で第4章では，多様な疾患に対して栄養管理プロセスの栄養診断（栄養状態の判定）を行い，栄養・食事計画を実習する構成にしてある。また，第4章の基本症例では，複数の栄養診断（栄養状態の判定）から1つのコードを選択して栄養・食事計画の例を示してある。それにつづく実習症例では，例を示さず，基本症例での学びから，傷病者の生活背景を十分に考えた栄養・食事計画を作成するようになっている。さらに各自が立案した計画に対して，教員よりアドバイスをもらい学生間で協議してほしい。これを繰り返すことにより，各学生が問題解決力を修得し，応用力を高めることが可能となると考えている。

　本書は，学生が症例を通じて栄養診断から栄養・食事計画の手順を理解することを目的としている。そのため，検査値等は必要な項目のみわかりやすい数値で記載しており，疾患の病態や治療は他の専門書で学ぶ必要がある。

　筆者は，臨床において多くの症例を経験し，現在は管理栄養士養成校において臨床栄養教育の現場で活躍されている先生方に，学生目線でご記述いただいた。

　本書により，学生が栄養管理プロセスの栄養診断（栄養状態の判定）から適切な栄養・食事計画の立案を修得し，実践できることを期待している。また，超高齢社会を迎えているわが国の栄養の問題解決を担う専門職養成の一助となれば幸甚である。

　最後に，お忙しい中，執筆いただいた先生方に心より感謝申し上げる。また，出版にあたりご尽力いただいた建帛社編集部の方々に深謝する。

2020年4月

編著者　桑原　節子

永井　徹

第2版にあたって

　国際連合食糧農業機関（FAO）は，たんぱく質，脂質，利用可能炭水化物，食物繊維等の
エネルギー産生成分について推奨する測定法およびエネルギー産生成分を示している。この考
え方から日本食品標準成分表2020年版（八訂）では，最も基礎的な情報である炭水化物とエ
ネルギー計算の取り扱いが変更された。そのため，本書は上記の見直しに対応するため食品群
別荷重平均成分表と症例検討における食品構成の計算結果を最新のものに更新した。また，栄
養診断（栄養状態の判定）にかかわる栄養管理プロセスおよび嚥下調整食学会分類の記述につ
いても更新している。これらの内容を変更し，第2版として刊行するものである。

　全体の構成，趣旨は初版と違いはない。応用力を養うために，管理栄養士を目指す皆さんが
本書を活用されることを願っている。

2021年12月

編著者　桑原　節子

永井　　徹

目　　次

第4章　栄養・食事計画の実践　*47*

第1章　栄養管理プロセス
(Nutrition Care Process；NCP)

　国内では，栄養管理の手順として栄養ケア・マネジメントが医療施設や介護施設など多くの施設で導入され広く普及している。この普及によって栄養管理の手順が明確化され，各施設の栄養管理システムとして定着しているが，さらに栄養に関する用語や概念を統一した栄養管理プロセスが導入されつつある。

　栄養管理プロセスは，2012年に公益社団法人日本栄養士会（以下，日本栄養士会）が栄養ケアプロセスとして日本に導入し「国際標準化のための栄養ケアプロセス用語マニュアル」としてまとめられていた。その後，日本栄養士会において，栄養管理を取り巻く現状などについて検討され，2018年に『栄養管理プロセス』として新たにまとめられ刊行されている（第一出版発行）。

　医療施設や介護施設では，栄養管理の手順として，栄養ケア・マネジメントが広く普及している。栄養管理プロセスと栄養ケア・マネジメントの過程は同じであるが，栄養管理プロセスは，新たな概念として「栄養診断（栄養状態の判定/PES報告）」が導入され，栄養診断の用語（コード）が定められている（p.9～11）。

　栄養管理プロセスの大きなポイントは，栄養診断（栄養状態の判定）の根拠と原因をPES（ピー，イー，エス）報告で明確に示すことである。あわせて，PES報告は，栄養状態に問題が生じている根本的な原因や要因を改善するための根拠ある栄養介入計画（栄養モニタリング計画，栄養治療計画，栄養教育計画）と連動する重要なポイントとなるため，栄養管理プロセスの栄養診断・PES報告については十分に理解しておく必要がある。

　栄養管理プロセスは，「①栄養アセスメント（栄養状態の評価）」，「②栄養診断（栄養状態の判定/PES報告）」，「③栄養介入（栄養モニタリング計画，栄養治療計画，栄養教育計画）」，「④栄養モニタリングと評価」の4つの過程で構成されている（図1-1）。この過程で示されている「①栄養アセスメント（栄養状態の評価）」と「②栄養診断（栄養状態の判定/PES報告）」の言葉の意味を整理すると，「①栄養アセスメント（栄養状態の評価）」は，それぞれの栄養アセスメント項目に関する栄養状態の評価であり，「②栄養診断（栄養状態の判定/PES報告）」は，栄養状態の総合的な判定という概念である。あわせて，栄養診断（栄養状態の判定）の根拠と原因を明確に示すためPES報告による記載が必要となる。

　栄養管理プロセスは，栄養状態に問題が生じている根拠（sign/symptoms）と原因（etiology）を明確に示し，栄養状態に問題が生じている，その原因に対して「④栄養介入（栄養モニタリング計画，栄養治療計画，栄養教育計画）」を実施していくシステムである。

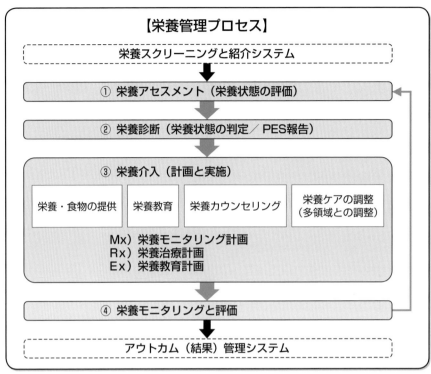

図 1-1　栄養管理プロセス
（日本栄養士会雑誌 JOURNAL OF THE JAPAN DIETETIC ASSOCIATION, Vol.59, 第 5 号,
15-18, 2016 より引用改変）

1. 疾患の理解

臨床栄養管理において管理栄養士が介入する患者は,

① 入院時の栄養スクリーニングで栄養状態に問題があると判断された患者

② 入院・外来患者で治療過程において栄養状態に問題が発生し, 主治医などから管理栄養
士に栄養介入が依頼された患者

が対象となる。

疾病治療において, 栄養状態に何らかの問題があると判断された患者に必要となるエネルギ
ー・栄養素量を算出し, 現在の摂取量や栄養補給法（経口栄養補給法, 経腸栄養補給法, 経静脈栄
養補給法）, 身体計測, 各種検査データの測定値, 身体的所見（徴候, 症状）, 過去の病歴である
既往歴や個人履歴などの各項目を評価し, 慎重に栄養アセスメントを実施していく。

栄養アセスメントにおいては, 栄養アセスメントデータを一つひとつ慎重に評価するため,
推定必要エネルギー・栄養素量と現在の摂取（補給）量や, 身体計測値検査データ, 徴候・症
状などを比較基準値と照らし合わせて, その結果をもとに栄養状態を評価（栄養アセスメント）
する。

臨床栄養管理では, 疾病（糖尿病, 腎臓病, 脂質異常症, 肝臓病など）や栄養補給法が異なって
いても, 栄養状態の評価に関する基本的な手法は大きく変わることがない。そのため栄養アセ
スメントに関する知識や技術を身につけておくことは重要となる。

2．必要な情報の収集

患者の栄養状態を評価するため，①「食物・栄養に関連した履歴」，②「身体計測」，③「生化学データ，臨床検査と手順」，④「栄養に焦点を当てた身体所見」，⑤「個人履歴」の5つの項目の栄養アセスメントデータを中心に患者情報を収集する（表1-1）。

栄養アセスメントデータは，栄養状態の評価や栄養状態の判定を行うための根拠と原因を探る重要なデータなので，しっかりと確認し情報を収集することが重要である。

患者に必要な情報は，電子カルテや患者本人・家族などから収集することができるが，主治医や看護師，薬剤師などからの情報も重要となるため多職種との連携も必要である。

表 1-1　栄養アセスメントデータ（5つの項目と指標）

栄養アセスメント項目	栄養アセスメント指標
食物・栄養に関連した履歴	食物・栄養素摂取，食物・栄養の管理，薬剤・補完的代替医療食品の使用，食物・栄養に関する知識・信念・態度，栄養管理に影響を及ぼす行動，食物および栄養関連用品の入手のしやすさ，身体活動と機能，栄養に関連した生活の質
身体計測	身長，体重，体格指数（BMI），成長パターン指標・パーセンタイル値，体重歴
生化学データ，臨床検査と手順	生化学検査値，検査（例：胃内容排泄時間，安静時エネルギー代謝量）
栄養に焦点を当てた身体所見	身体的な外見，筋肉や脂肪の消耗，嚥下機能，消化管の状態，食欲，感情，バイタルサイン
個人履歴	個人の履歴，医療・健康・家族の履歴，治療歴，社会的な履歴

（栄養管理プロセス研究会監修：栄養管理プロセス　第2版，第一出版，p.26，2021）

 3．収集した情報に基づく栄養アセスメント

栄養アセスメントは，入院時の栄養スクリーニングで栄養学的リスクを有する患者，既に栄養障害に陥っていると判断された患者，また，入院や外来患者の治療過程において，栄養状態に問題が発生し主治医などから管理栄養士に栄養介入を依頼された患者を対象に実施する。

栄養アセスメントは，表1-1に示す5つの栄養アセスメント項目を中心に，それぞれのデータを収集し，比較基準値などと比較して評価を行う。

栄養アセスメントデータを検証する際に重要なことは，評価する際の比較基準値を明確にしておくことである。栄養アセスメントを実施する際の比較基準値として用いる指標は，国や各種学会，研究会などから示されている食事摂取基準や各疾病ガイドラインなどに記載されている比較基準値を用いて重症度も含めて評価していく。しかし，生活状況や社会的履歴，治療歴など，比較基準値が存在しない場合も多々あるため，その場合はほかの栄養アセスメントデータだけでなく多職種からの情報などの関連性も含めて評価する。

収集した栄養アセスメントデータが基準値を外れている場合は，「なぜ，栄養アセスメントデータが基準値を外れているのか」を慎重に探り，推定必要エネルギー・栄養素量に対する摂取量，栄養補給法，体重や体格指数などの身体計測，各種検査データの測定値と基準値との比

較・関連性，身体的所見，患者の疾患や状態，徴候や症状，薬剤，過去の病歴である既往歴，患者背景などの各項目などから推測し，栄養状態を悪化させている根拠と原因を明確にしていくことが栄養アセスメントでは重要となる。

　栄養アセスメントは基本的な過程であるが，栄養診断（栄養状態の判定／PES 報告）と栄養介入（栄養モニタリング計画，栄養治療計画，栄養教育計画）の精度を左右するとても重要な事項であるため，慎重かつていねいに評価していく必要がある。

■ 4. 栄養診断（栄養状態の判定／ PES 報告）

（1）栄養診断（栄養状態の判定）

　栄養診断（栄養状態の判定）とは，電子カルテなどから収集した栄養アセスメントデータを一つひとつ評価し，エネルギーや栄養素摂取（補給）量の過不足を引き起こしている根拠と原因を明確にして，患者の栄養状態を総合的に判定することである。つまり，栄養アセスメントは，各種の栄養アセスメントデータを一つひとつ評価することであり，栄養診断（栄養状態の判定）は，その評価結果から栄養状態を総合的に判定することである。

　栄養診断（栄養状態の判定）は，次の4つの領域において栄養診断コード・用語が定められている（p.9〜11）。

- ■ NI　（Nutrition Intake：**摂取量**）
- ■ NC　（Nutrition Clinical：**臨床栄養**）
- ■ NB　（Nutrition Behavioral/environmental：**行動と生活環境**）
- ■ NO　（Nutrition Other：**その他の栄養**）

　医師が行う医療診断は，脂質異常症，2型糖尿病，肝硬変などがあるが，栄養診断（栄養状態の判定）は栄養状態を総合的に判断し，栄養補給法である「経口栄養補給法」，「経腸栄養補給法」，「経静脈栄養補給法」を総合的に考える。

　例えば，対象者の推定必要エネルギー・栄養素量に対して「NI-1.2 エネルギー摂取量不足」や「NI-2.3 経腸栄養量不足」，「NI-5.8.2 炭水化物摂取量過剰」など栄養状態に限局した，NI，NC，NB，NO のそれぞれの視点から判定することになる。

　栄養診断（栄養状態の判定）は栄養に限局しているため，傷病者だけでなく一般の小児から成人・高齢者まで，年齢や性別を問わず幅広く活用することができる。例えば，対象者の推定必要エネルギー・栄養素量や身体計測基準値などが基準値として示されているのであれば，①「食物・栄養に関連した履歴」で，現在の食品からのエネルギー・栄養素摂取量やその他サプリメント等からの栄養素補給量を算出，推定必要エネルギー・栄養素量の基準値と，現在摂取している摂取（補給）量を比較してエネルギー・栄養素量の過不足を評価し，②「身体計測」では BMI（body mass index）などを評価，それぞれの根拠を基にエネルギー・栄養素の過不足を評価することで，栄養診断（栄養状態の判定）が可能となる。そして，エネルギー・栄養素摂取（補給）量の過不足が生じている原因がどこにあるのかを明確にできれば，その原因を改善するための栄養介入計画を立案して，栄養介入を開始することが可能となり，エネルギー・栄養素摂取（補給）量の過不足が生じている原因が解決できれば対象者の栄養状態を改善することができる。

（2）栄養診断（栄養状態の判定／PES（ピー，イー，エス）報告）

　栄養管理プロセスでは，栄養診断（栄養状態の判定）の根拠と原因を明確に示すため，「PES報告」を記載しなければならない。

　PES報告は，「S（sign/symptoms）の根拠に基づき，E（etiology）が原因となった（関連した），P（problem or nutrition diagnosis label）である」というように，要点のみを明確に記載する簡潔な一文となる。

　PESのPは「栄養診断コード・用語の提示」，Eは「患者の栄養状態を悪化させている根本的な原因や要因」，Sは「患者の栄養状態の悪化を示す栄養アセスメントデータや徴候・症状」となる。栄養診断（栄養状態の判定）の根拠と原因を明確に示すためのPES報告は，次の7つのStepで考えていくと理解しやすい（図1-2）。

■Step 1：栄養アセスメントⅠ〔推定必要エネルギー・栄養素量と摂取（補給）量〕の評価

　食物・栄養に関連した履歴を評価するため「経口栄養補給法」，「経腸栄養補給法」，「経静脈栄養補給法」の3つの視点から，患者の推定必要エネルギー・栄養素量と現在の摂取（補給）量を比較し，現在のエネルギー・栄養素摂取（補給）量が対象患者にとって「適正な状態か」，「過

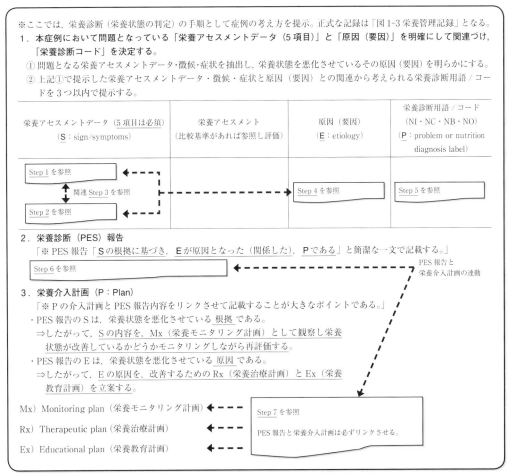

図1-2　栄養診断のための7つのStep（栄養アセスメント → 栄養診断（PES報告）→ 栄養介入計画）

剰な状態か」,「不足している状態か」,それとも「栄養素バランスの問題か」などを評価する。

■ Step 2：栄養アセスメントⅡ（身体計測，血液・生化学検査データ，身体所見，既往歴）の評価

身体計測，血液・生化学データ，身体所見，個人履歴を評価するため各項目のデータや徴候・症状を科学的根拠に基づいた基準値を用いて慎重に比較し重症度も含めて問題となるデータや徴候・症状を抽出していく。比較基準値が存在しない場合も多々あるのでその場合は，他の栄養アセスメントデータだけでなく多職種からの情報などの関連性も含めて評価する。

■ Step 3：栄養アセスメントデータⅠとⅡの関連を探る

栄養アセスメントで問題となっているエネルギー・栄養素摂取（補給）量の過不足（Step 1）と各種検査データや徴候・症状（Step 2）との関係を探り関連を明確に示す。

■ Step 4：栄養状態を悪化させている原因（要因）を探る

栄養アセスメントで問題となっているエネルギー・栄養素摂取（補給）量の過不足（Step 1）と各種データや徴候・症状（Step 2）との関連（Step 3）を踏まえ，エネルギー・栄養素摂取（補給）量の過不足が生じ，栄養状態を悪化させている根本的な原因や要因は何かを考え，「エネルギー・栄養素摂取（補給）量の過不足が生じている原因の本質」を明確に示す。

■ Step 5：栄養状態の総合的な判定のため栄養診断コード・用語を確定する

栄養診断（栄養状態の判定）のための栄養診断コード・用語を決定する際には，Step 1～Step 4を総合的に捉え，栄養診断のコード・用語を考える。栄養診断コード・用語は1～3つ以内に絞り込んで確定する。

■ Step 6：PES報告で“栄養診断（栄養状態の判定）の根拠と原因”を簡潔に示す

栄養診断（栄養状態の判定）の根拠と原因を明確に示すためPES報告を作成する。PES報告は，「S（sign/symptoms）の根拠に基づき，E（etiology）が原因となった（関係した），P（problem or nutrition diagnosis label）である」と要点のみを明確に簡潔な一文で記載する。

栄養診断コード・用語1つに対して，PES報告は1つ必要となる。したがって，栄養診断コード・用語を2つ選択した場合はPES報告も2つ，3つ選択した場合はPES報告も3つ，それぞれ記載しなければならない。

■ Step 7：PES報告と連動した栄養介入計画を立案する

PES報告で，栄養診断（栄養状態の判定）の根拠として示したE（etiology）「エネルギー・栄養素摂取（補給）量の過不足が生じ，患者の栄養状態を悪化させている根本的な原因（一番の根源）」を改善するための栄養介入計画を立案する。

栄養介入計画（plan）は「Mx）栄養モニタリング計画，Rx）栄養治療計画，Ex）栄養教育計画」の3つの視点から考える。

栄養診断（栄養状態の判定）の記録は，日本国内で広く使用されているPOS（problem oriented system）のSOAP形式（叙述的記録）で記録していく（図1-3）。

栄養状態の総合的な判定である栄養診断（栄養状態の判定）はSOAPのAの欄に記載する。栄養診断（栄養状態の判定）の根拠を「PES報告」で記載する（図1-3）。

なお，PES報告の記録は，基本的事項を理解し，症例検討を繰り返しながら身につけていかなければならない。

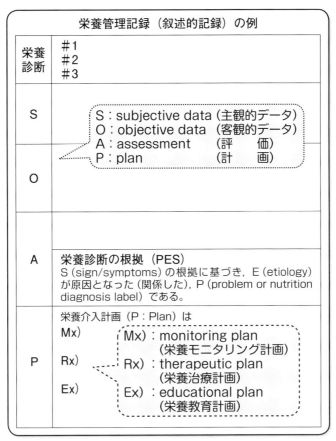

図1-3　栄養管理記録

5. 栄養介入

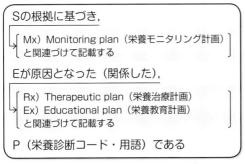

図1-4　PES報告と介入計画との関連(リンク)

栄養介入計画のポイントは，PES報告と栄養介入計画を必ず連動させることである（図1-4）。

PES報告のSは，患者の栄養管理で問題となっている栄養アセスメントデータや徴候・症状なので，管理栄養士の栄養介入によって問題となっている栄養アセスメントデータや徴候・症状が改善するのか，悪化するのか，責任をもってモニタリングしていく必要がある。したがって，PES報告のSと栄養介入計画のMx）（栄養モニタリング計画）は連動させ，問題となっている栄養アセスメントデータや徴候・症状の変化を慎重に経過観察していく。

次に，PES報告のEは，栄養状態を悪化させている根本的な原因や要因であるため，その根本的な原因や要因を改善するための栄養介入計画を，Rx）（栄養治療計画）とEx）（栄養教育計画）の視点で考えてPES報告のEと連動するよう計画していく。

6. 栄養モニタリングと評価

　PES報告のSで示した「問題となっている栄養アセスメントデータや徴候・症状」を改善するため，Eで示した「患者の栄養状態を悪化させている根本的な原因や要因」に対して栄養介入を行っていくことになるので，栄養介入によって，Sで示した「問題となっている栄養アセスメントデータや徴候・症状」が改善していくことが推測される。

　したがって，PES報告で示しているSの「栄養アセスメントデータや徴候・症状」を経過観察しながら，患者の栄養状態が改善しているのか悪化しているのか，変わらないのか，その変化をモニタリング（再評価）していくことが重要となる。

　患者の栄養状態を悪化させている根本的な原因や要因に対して栄養介入を行っても，PES報告のSの「栄養アセスメントデータや徴候・症状」が改善しない場合は，Eの「患者の栄養状態を悪化させている根本的な原因や要因」が別のところにある可能性もあるため，再度，栄養アセスメントを実施し根本的な原因や要因について再評価する必要がある。

　この手順に従ってPDCAサイクル（plan-do-check-act cycle）を繰り返し，継続した評価を実践し，患者にとって最適な栄養管理を探っていかなければならない。

　また，医療施設では，医師，管理栄養士，看護師，薬剤師等で組織された栄養サポートチームなどの医療チームが病院内に設置され，入院患者の栄養管理を担っている。管理栄養士は，チーム医療において栄養アセスメントや栄養診断（栄養状態の判定），栄養介入計画の立案など重要な役割を担っおり，患者情報を共有するための多職種連携はとても重要となる。

　管理栄養士に求められているものは，栄養管理プロセスの手法を理解し，栄養管理の専門家としての知識や技術を用いて，患者の栄養状態を悪化させている根拠と原因を明確に示したPES報告と栄養介入により，患者の栄養状態を維持・改善させ，患者の治療に貢献していくことである。

7. アウトカム（結果）マネジメント

　アウトカムは，栄養状態に問題がある患者に対して，管理栄養士が栄養介入した結果，患者の栄養状態はどうなったのかを評価するものである。
一例として，下記のことなどが考えられる。
　【改　善】栄養状態が改善した
　【軽　快】栄養状態が介入前よりもよくなった
　【不　変】栄養状態が介入前と変わらない
　【悪　化】栄養状態が介入前よりも悪くなった
　【その他】上記以外の場合
　アウトカムの指標としては，栄養スクリーニングや栄養アセスメントの栄養指標を用いて評価し，患者のQOL（quality of life；生活の質）や在院日数，再入院率，医療費などを用いた総合的なアウトカムマネジメント評価も行っていく必要がある。

◎ 栄養診断の用語（栄養診断コード）

NI　摂取量（Nutrition Intake）
"経口摂取や栄養補給法を通して摂取する，エネルギー・栄養素・液体・生物活性物質に関わることがら"と定義される。

【NI-1 エネルギー出納】
"実測または推定エネルギー出納の変動"と定義される。
- NI-1.1 エネルギー消費量の亢進
- NI-1.2 エネルギー摂取量不足
- NI-1.3 エネルギー摂取量過剰
- NI-1.4 エネルギー摂取量不足の予測
- NI-1.5 エネルギー摂取量過剰の予測

【NI-2　経口・経腸・静脈栄養補給】
"患者・クライエントの摂取目標量と比較した実測または推定経口・非経口栄養素補給量"と定義される。
- NI-2.1 経口摂取量不足
- NI-2.2 経口摂取量過剰
- NI-2.3 経腸栄養量不足
- NI-2.4 経腸栄養量過剰
- NI-2.5 最適でない経腸栄養法
- NI-2.6 静脈栄養量不足
- NI-2.7 静脈栄養量過剰
- NI-2.8 最適でない静脈栄養法
- NI-2.9 限られた食物摂取

【NI-3　水分摂取】
"患者・クライエントの摂取目標量と比較した，実測または推定水分摂取量"と定義される。
- NI-3.1 水分摂取量不足
- NI-3.2 水分摂取量過剰

【NI-4　生物活性物質】
"単一または複数の機能的食物成分，含有物，栄養補助食品，アルコールを含む生物活性物質の実測または推定摂取量"と定義される。
- NI-4.1 生物活性物質摂取量不足
- NI-4.2 生物活性物質摂取量過剰
- NI-4.3 アルコール摂取量過剰

【NI-5　栄養素】
"適切量と比較した，ある栄養素群または単一栄養素の実測あるいは推定摂取量"と定義される。
- NI-5.1 栄養素必要量の増大
- NI-5.2 栄養失調
- NI-5.3 たんぱく質・エネルギー摂取量不足
- NI-5.4 栄養素必要量の減少
- NI-5.5 栄養素摂取のインバランス

〈NI-5.6　脂質とコレステロール〉
- NI-5.6.1 脂質摂取量不足
- NI-5.6.2 脂質摂取量過剰
- NI-5.6.3 脂質の不適切な摂取

〈NI-5.7　たんぱく質〉
- NI-5.7.1 たんぱく質摂取量不足
- NI-5.7.2 たんぱく質摂取量過剰
- NI-5.7.3 たんぱく質やアミノ酸の不適切な摂取

〈NI-5.8　炭水化物と食物繊維〉
- NI-5.8.1 炭水化物摂取量不足
- NI-5.8.2 炭水化物摂取量過剰
- NI-5.8.3 炭水化物の不適切な摂取
- NI-5.8.4 不規則な炭水化物摂取
- NI-5.8.5 食物繊維摂取量不足
- NI-5.8.6 食物繊維摂取量過剰

〈NI-5.9　ビタミン〉
- NI-5.9.1 ビタミン摂取量不足
  - （1）ビタミン A 摂取量不足
  - （2）ビタミン C 摂取量不足
  - （3）ビタミン D 摂取量不足
  - （4）ビタミン E 摂取量不足
  - （5）ビタミン K 摂取量不足
  - （6）チアミン（ビタミン B_1）摂取量不足
  - （7）リボフラビン（ビタミン B_2）摂取量不足
  - （8）ナイアシン摂取量不足
  - （9）葉酸摂取量不足
  - （10）ビタミン B_6 摂取量不足
  - （11）ビタミン B_{12} 摂取量不足
  - （12）パントテン酸摂取量不足
  - （13）ビオチン摂取量不足
  - （14）その他のビタミン摂取量不足
- NI-5.9.2 ビタミン摂取量過剰
  - （1）ビタミン A 摂取量過剰
  - （2）ビタミン C 摂取量過剰
  - （3）ビタミン D 摂取量過剰
  - （4）ビタミン E 摂取量過剰
  - （5）ビタミン K 摂取量過剰
  - （6）チアミン（ビタミン B_1）摂取量過剰
  - （7）リボフラビン（ビタミン B_2）摂取量過剰

　(8) ナイアシン摂取量過剰
　(9) 葉酸摂取量過剰
　(10) ビタミン B₆ 摂取量過剰
　(11) ビタミン B₁₂ 摂取量過剰
　(12) パントテン酸摂取量過剰
　(13) ビオチン摂取量過剰
　(14) その他のビタミン摂取量過剰

〈NI-5.10　ミネラル〉
　NI-5.10.1 ミネラル摂取量不足
　(1) カルシウム摂取量不足
　(2) クロール摂取量不足
　(3) 鉄摂取量不足
　(4) マグネシウム摂取量不足
　(5) カリウム摂取量不足
　(6) リン摂取量不足
　(7) ナトリウム（食塩）摂取量不足
　(8) 亜鉛摂取量不足
　(9) 硫酸塩摂取量不足
　(10) フッ化物摂取量不足
　(11) 銅摂取量不足
　(12) ヨウ素摂取量不足
　(13) セレン摂取量不足
　(14) マンガン摂取量不足
　(15) クロム摂取量不足
　(16) モリブデン摂取量不足
　(17) ホウ素摂取量不足
　(18) コバルト摂取量不足
　(19) その他のミネラル摂取量不足

NI-5.10.2 ミネラル摂取量過剰
　(1) カルシウム摂取量過剰
　(2) クロール摂取量過剰
　(3) 鉄摂取量過剰
　(4) マグネシウム摂取量過剰
　(5) カリウム摂取量過剰
　(6) リン摂取量過剰
　(7) ナトリウム（食塩）摂取量過剰
　(8) 亜鉛摂取量過剰
　(9) 硫酸塩摂取量過剰
　(10) フッ化物摂取量過剰
　(11) 銅摂取量過剰
　(12) ヨウ素摂取量過剰
　(13) セレン摂取量過剰
　(14) マンガン摂取量過剰
　(15) クロム摂取量過剰
　(16) モリブデン摂取量過剰
　(17) ホウ素摂取量過剰
　(18) コバルト摂取量過剰
　(19) その他のミネラル摂取量過剰

〈NI-5.11　すべての栄養素〉
　NI-5.11.1 最適量に満たない栄養素摂取量の予測
　NI-5.11.2 栄養素摂取量過剰の予測

NC　臨床栄養（Nutrition Clinical）
"医学的または身体状況に関連する栄養問題" と定義される。

【NC-1　機能的項目】
"必要栄養素の摂取を阻害・妨害する身体的または機械的機能の変化" と定義される。
　NC-1.1 嚥下障害
　NC-1.2 噛み砕き・咀嚼障害
　NC-1.3 授乳困難
　NC-1.4 消化機能異常

【NC-2　生化学的項目】
"治療薬や外科療法あるいは検査値の変化で示される代謝できる栄養素の変化" と定義される。
　NC-2.1 栄養素代謝異常
　NC-2.2 栄養関連の検査値異常
　NC-2.3 食物・薬剤の相互作用
　NC-2.4 食物・薬剤の相互作用の予測

【NC-3　体重】
"通常体重または理想体重と比較した，継続した体重あるいは体重変化" と定義される。
　　　NC-3.1 低体重
　　　NC-3.2 意図しない体重減少
　　　NC-3.3 過体重・肥満
　　　NC-3.4 意図しない体重増加

NB　行動と生活環境（Nutrition Behavioral/environmental）
"知識，態度，信念（主義），物理的環境，食物の入手や食の安全に関連して認識される栄養所見・問題" と定義される。

【NB-1　知識と信念】
"関連して観察・記録された実際の知識と信念" と定義される。
　　　NB-1.1 食物・栄養関連の知識不足
　　　NB-1.2 食物・栄養関連の話題に対する誤った信念（主義）や態度（使用上の注意）
　　　NB-1.3 食事・ライフスタイル改善への心理的準備不足
　　　NB-1.4 セルフモニタリングの欠如
　　　NB-1.5 不規則な食事パターン（摂食障害：過食・拒食）
　　　NB-1.6 栄養関連の提言に対する遵守の限界
　　　NB-1.7 不適切な食物選択

【NB-2　身体の活動と機能】
"報告・観察・記録された身体活動・セルフケア・食生活の質などの実際の問題点" と定義される。
　　　NB-2.1 身体活動不足
　　　NB-2.2 身体活動過多
　　　NB-2.3 セルフケアの管理能力や熱意の不足
　　　NB-2.4 食物や食事を準備する能力の障害
　　　NB-2.5 栄養不良における生活の質（QOL）
　　　NB-2.6 自発的摂食困難

【NB-3　食の安全と入手】
"食の安全や食物・水と栄養関連用品入手の現実問題" と定義される。
　　　NB-3.1 安全でない食物の摂取
　　　NB-3.2 食物や水の供給の制約
　　　NB-3.3 栄養関連用品の入手困難

NO　その他の栄養（Nutrition Other）
"摂取量，臨床または行動と生活環境の問題として分類されない栄養学的所見" と定義される。

【NO-1　その他の栄養】
"摂取量，臨床または行動と生活環境の問題として分類されない栄養学的所見" と定義される。
　　　NO-1.1 現時点では栄養問題なし

（栄養管理プロセス研究会監修：栄養管理プロセス　第2版，第一出版，pp.69-72，2021）

第2章　栄養介入に必要な知識

1. 摂食嚥下の考え方，嚥下調整食の種類および食事摂取時の姿勢

（1）摂食嚥下の考え方

　一般に摂食嚥下運動は一連の過程で行うものであり，5期に区分される（表2-1）。

　口腔内に取り込まれた食物は，舌と口蓋で圧縮，粉砕され，咀嚼と唾液との混和により食塊となる。日常の生活では，口腔内で咀嚼しながら，先に食塊となったものを咽頭に送り込んでおり，摂取した食物をすべて飲み込むために複数回の嚥下が行われる。

　摂食嚥下機能障害は，5期のいずれか，または複数の過程において，障害がみられる状態である。摂食嚥下にかかわる栄養上の問題がみられる際には，正常な動きと比較して，嚥下造影検査（videofluoroscopic examination of swallowing, VF）や嚥下内視鏡検査（videoendoscopic examination of swallowing, VE）の結果などから，どの過程が障害されているかを確認したうえで，摂食嚥下機能に応じた栄養管理を行う。

　対象者の摂食機能と能力に応じた食事の形態，形状については，日本摂食嚥下リハビリテーション学会嚥下調整食分類2021を参考とする（表2-2）。

表2-1　摂食嚥下の5期

1. 先行期 （認知期）	視覚や嗅覚などにより認知した食物を随意運動により口腔内に取り込もうとする時期。過去の経験に基づき，摂取の可否，食べる量やペースなどの判断を行う。
2. 準備期 （咀嚼期）	食物を粉砕し唾液と混和して，嚥下に適した食塊を形成する時期。咬断，粉砕，臼磨などが行われる。
3. 口腔期	食塊が口腔から咽頭へと送り込まれる時期。舌の絞り込み運動により食塊の移送が行われる。
4. 咽頭期	食塊が咽頭を通過して食道へと送り込まれる時期。鼻咽腔閉鎖，喉頭口閉鎖，声門閉鎖，下咽頭部の開大が起こる。
5. 食道期	食塊が食道から胃へとおもに蠕動運動により送り込まれる時期。

（下山和弘：基礎からわかる高齢者の口腔健康管理，医歯薬出版，2016，p.87）

（2）嚥下調整食の種類と特徴

1）嚥下調整食の分類

　対象者の摂食機能・能力に合わせ，「嚥下調整食」（形態や性状を調整した食事）は，大きく4つのコードに分類される*。この基準は，成人の中途障害による摂食嚥下障害に対応している。

コード0j：嚥下訓練食品の位置づけである。

コード1j：コード0jと異なり，若干の食塊保持能力が必要である。

コード2：咀嚼能力は不要でも，口に入れたものを広げずに送り込むような能力をある程度有し，若干の付着性の幅に対応可能な機能が必要である。

コード3：舌と口蓋間の押しつぶしが可能で，つぶしたものを再びまとめ，送り込むことが

できる能力が必要である。

コード４：舌と口蓋間の押しつぶしだけでは困難であり，上下の歯槽堤間の押しつぶし能力以上は必要である。

＊使用にあたり，日本摂食嚥下リハビリテーション学会嚥下調整食分類 2021 の本文を熟読する。

表 2-2　日本摂食嚥下リハビリテーション学会分類 2021（食事）早見表

コード【I-8項】		名称	形態	目的・特色	主食の例	必要な咀嚼能力【I-10項】	他の分類との対応【I-7項】
0	j	嚥下訓練食品0j	均質で，付着性・凝集性・かたさに配慮したゼリー離水が少なく，スライス状にすくうことが可能なもの	重度の症例に対する評価・訓練用少量をすくってそのまま丸呑み可能残留した場合にも吸引が容易たんぱく質含有量が少ない		（若干の送り込み能力）	嚥下食ピラミッド L0えん下困難者用食品許可基準 I
	t	嚥下訓練食品0t	均質で，付着性・凝集性・かたさに配慮したとろみ水（原則的には，中間のとろみあるいは濃いとろみ＊のどちらかが適している）	重度の症例に対する評価・訓練用少量ずつ飲むことを想定ゼリー丸呑みで誤嚥したりゼリーが口中で溶けてしまう場合たんぱく質含有量が少ない		（若干の送り込み能力）	嚥下食ピラミッド L3の一部（とろみ水）
1	j	嚥下調整食1j	均質で，付着性，凝集性，かたさ，離水に配慮したゼリー・プリン・ムース状のもの	口腔外で既に適切な食塊状となっている（少量をすくってそのまま丸呑み可能）送り込む際に多少意識して口蓋に舌を押しつける必要がある0jに比し表面のざらつきあり	おもゆゼリー，ミキサー粥のゼリー　など	（若干の食塊保持と送り込み能力）	嚥下食ピラミッド L1・L2えん下困難者用食品許可基準 IIUDF 区分かまなくてもよい（ゼリー状）（UDF：ユニバーサルデザインフード）
2	1	嚥下調整食2-1	ピューレ・ペースト・ミキサー食など，均質でなめらかで，べたつかず，まとまりやすいものスプーンですくって食べることが可能なもの	口腔内の簡単な操作で食塊状となるもの（咽頭では残留，誤嚥をしにくいように配慮したもの）	粒がなく，付着性の低いペースト状のおもゆや粥	（下顎と舌の運動による食塊形成能力および食塊保持能力）	嚥下食ピラミッド L3えん下困難者用食品許可基準 IIIUDF 区分かまなくてもよい
	2	嚥下調整食2-2	ピューレ・ペースト・ミキサー食などで，べたつかず，まとまりやすいもので不均質なものも含むスプーンですくって食べることが可能なもの		やや不均質（粒がある）でもやわらかく，離水もなく付着性も低い粥類	（下顎と舌の運動による食塊形成能力および食塊保持能力）	嚥下食ピラミッド L3えん下困難者用食品許可基準 IIIUDF 区分かまなくてもよい
3		嚥下調整食3	形はあるが，押しつぶしが容易，食塊形成や移送が容易，咽頭でばらけず嚥下しやすいように配慮されたもの多量の離水がない	舌と口蓋間で押しつぶしが可能なもの押しつぶしや送り込みの口腔操作を要し（あるいはそれらの機能を賦活し），かつ誤嚥のリスク軽減に配慮がなされているもの	離水に配慮した粥　など	舌と口蓋間の押しつぶし能力以上	嚥下食ピラミッド L4UDF 区分舌でつぶせる
4		嚥下調整食4	かたさ・ばらけやすさ・貼りつきやすさなどのないもの箸やスプーンで切れるやわらかさ	誤嚥と窒息のリスクを配慮して素材と調理方法を選んだもの歯がなくても対応可能だが，上下の歯槽堤間で押しつぶすあるいはすりつぶすことが必要で舌と口蓋間で押しつぶすことは困難	軟飯・全粥　など	上下の歯槽堤間の押しつぶし能力以上	嚥下食ピラミッド L4UDF 区分舌でつぶせるおよび UDF 区分歯ぐきでつぶせるおよび UDF 区分容易にかめるの一部

注）学会分類 2021 は，概説・総論，学会分類 2021（食事），学会分類 2021（とろみ）から成り，それぞれの分類には早見表を作成した。

　本表は学会分類 2021（食事）の早見表である。本表を使用するにあたっては必ず「嚥下調整食学会分類 2021」の本文を熟読されたい。なお，本表中の【　】表示は，本文中の該当箇所を指す。

＊上記 0t の「中間のとろみ・濃いとろみ」については，学会分類 2021（とろみ）を参照されたい。

本表に該当する食事において，汁物を含む水分には原則とろみを付ける。【I-9項】

　ただし，個別に水分の嚥下評価を行ってとろみ付けが不要と判断された場合には，その原則は解除できる。他の分類との対応については，学会分類 2021 との整合性や相互の対応が完全に一致するわけではない。【I-7項】

（日本摂食嚥下リハビリテーション学会嚥下調整食分類 2021，日本摂食嚥下リハビリテーション学会誌，25(2)，p.139，2021）

２）液体の調整

　液体について，日本摂食嚥下リハビリテーション学会において「学会分類2021（とろみ）」として基準が定められている（表2-3）。とろみをつけることで飲み込む時のスピードが遅くなるため，嚥下困難な対象者でも「むせ」を防ぐことができる。とろみの段階は３段階に分かれており，その根拠としているものが，回転粘度計による粘度とLST（Line Spread Test）を使った値，シリンジ法による残留量の範囲である。

　参考図は，液体に，段階１〜段階３のとろみをつけたものである。とろみ早見表を用いる際の注意として，とろみ濃度（薄い〜濃い）は，必ずしも症状の難易度（軽度〜重度）を示すものではないということである。例えば，早見表の「段階３　濃いとろみ」は，まとまりがよく喉

表2-3　学会分類2021（とろみ）早見表

	段 階 １ 薄いとろみ 【Ⅲ－３項】	段 階 ２ 中間のとろみ 【Ⅲ－２項】	段 階 ３ 濃いとろみ 【Ⅲ－４項】
英 語 表 記	Mildly thick	Moderately thick	Extremely thick
性状の説明 （飲んだとき）	「drink」するという表現が適切なとろみの程度 口に入れると口腔内に広がる液体の種類・味や温度によっては，とろみが付いていることがあまり気にならない場合もある 飲み込む際に大きな力を要しない ストローで容易に吸うことができる	明らかにとろみがあることを感じ，かつ，「drink」するという表現が適切なとろみの程度 口腔内での動態はゆっくりですぐには広がらない 舌の上でまとめやすい ストローで吸うのは抵抗がある	明らかにとろみが付いていて，まとまりがよい 送り込むのに力が必要 スプーンで「eat」するという表現が適切なとろみの程度 ストローで吸うことは困難
性状の説明 （見たとき）	スプーンを傾けるとすっと流れ落ちる フォークの歯の間から素早く流れ落ちる カップを傾け，流れ出た後には，うっすらと跡が残る程度の付着	スプーンを傾けるととろとろと流れる フォークの歯の間からゆっくりと流れ落ちる カップを傾け，流れ出た後には，全体にコーティングしたように付着	スプーンを傾けても，形状がある程度保たれ，流れにくい フォークの歯の間から流れ出ない カップを傾けても流れない（ゆっくりと塊となって落ちる）
粘度（mPa・s） 【Ⅲ－５項】	50-150	150-300	300-500
LST 値（mm） 【Ⅲ－６項】	36-43	32-36	30-32
シリンジ法 による 残留量（ml） 【Ⅲ－７項】	2.2-7.0	7.0-9.5	9.5-10.0

本文中【　】表示は，「嚥下調整食学会分類2021」の本文中の該当箇所を指す。
（日本摂食嚥下リハビリテーション学会嚥下調整食分類2021，日本摂食嚥下リハビリテーション学会誌，25(2)，p.144，2021）

段階1：薄いとろみ　　　　　段階2：中間のとろみ　　　　　段階3：濃いとろみ

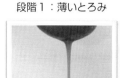 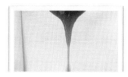 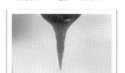

飲み物が一本の糸のように流れる　　飲み物が途切れ途切れに流れる　　飲み物を流しても形が保たれる

参考図

を通過する速度が遅いというメリットがあるが，粘りが強く口の中や喉の奥に残ってしまうというデメリットもある。そのため，早見表の情報だけを頼りにするのではなく，試飲して濃度を確認することが重要である。

［とろみ調整食品の使用において，留意するポイント］

とろみ調整食品は，粉が飲み物に溶ける（水和する）ことでとろみがつくため，溶かし方が重要である。意識するポイントは，次のとおりである。

① 粉を加える前に飲み物を混ぜ始める（水流をつくる）。

② あらかじめ量を決めておき，とろみ調整食品のつぎ足しはできる限り避ける。

③ 60秒程度同じ速度でしっかりと混ぜる。

これらを意識することで，均一に混ざり合い，「ダマ」とよばれる溶け残しを防ぐことができる。すべて溶けるまでにかかる時間は，とろみ調整食品の使用量や飲み物の温度によっても異なる。かき混ぜた直後は，とろみがついていないように見えても，時間の経過でとろみは強まるため，「とろみが安定するまでには時間がかかる」という認識をもつ。そのため，とろみをつけた飲み物はしばらくおいてから提供するようにする。特に，牛乳や甘いジュースにとろみをつける際には30分はおくようにするとよい。これにより，提供時の「とろみが濃すぎる」という危険を減らすことが可能となる。また，飲み物にとろみをつけることによって飲み込みやすくなるのは，早期流入型誤嚥（水を飲む時にゴックンの前に喉を通過し，むせること）のある対象者にほぼ限定されることを認識しておく。

（3）食事摂取の姿勢と食具の選択

食事における姿勢調整は，摂食嚥下機能が低下している対象者の口から食べる欲求を満たす技術のひとつである。対象者が安全でスムーズな食事摂取を行うためには，食具（スプーン，コップ，食器など）の知識とともに適切な姿勢を理解しておく。

1）食事摂取の姿勢について

① 頚部屈曲位の姿勢（図2-1）

頚部を前屈位にすると咽頭から気管への角度がつき，食道に食べ物が流れ込みやすくなる（誤嚥しにくい）。一方，頚部伸展位では咽頭から気管の角度が直線となり，食べ物が気管に入り込みやすくなる（誤嚥しやすい）。屈曲角度は，顎と前胸部の間に横指3～4本入るスペースが目安となる。

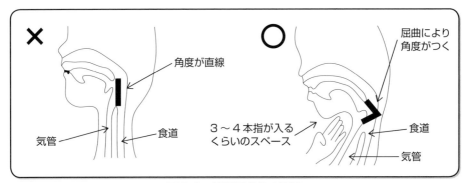

図 2-1　頚部屈曲位の姿勢

② **椅子，車椅子座位**（図 2-2）

　横から見ると，両足底が床にしっかりと着き，股関節，膝関節，足関節が約 90 度となるように設定するのが望ましい。

　骨盤や背が後方に倒れていると頚部が伸展し，誤嚥しやすくなるため注意が必要である。

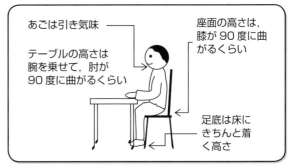

図 2-2　座位姿勢

③ **リクライニング姿勢**（図 2-3）

　重力を利用し，咽頭へ食塊を送り込みやすくできる。また，気管が食道の上になるため，誤嚥を予防する効果も期待できる。重症度に応じて，30 度，45 度，60 度で角度が選択されることが多いが，自力摂取をする場合は，45 度以上の角度が必要となる。基本的にはリクライニング角度が低いほど，嚥下が容易な食形態を選択するのが望ましい。

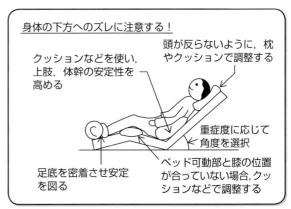

図 2-3　リクライニング姿勢

長柄スプーン 柄が長いものは，介助や自力摂取がしやすくなる。スプーンの皿状部分（ボウル）が薄く小さいと，取り込みやすく，一口量の調整も行いやすくなる。	**曲がりスプーン** 口元へ食物を運びやすい。	**太柄スプーン** 握力の弱さや指の可動域制限を補い，把持しやすくなる。
飲みやすいコップ 鼻にあたる部分がU字型にカットされていることで，頚部を伸展せずに飲むことができる。手指の筋力が弱い人は，持ちやすいように持ち手がついていると便利である。	**すくいやすい皿** スプーンを縁に当ててすくいやすくするため，皿の縁が高く，内側へ弯曲している。皿にしきりが付いているものもある。食器を固定できない場合には，滑り止めマットがあるとよい。	

図2-4　対象者の状態に応じた食具の使用

2）食具の選択について

　一口量の調整が困難な場合や筋力低下，上肢機能に障害がある場合など，対象者の状態に応じた食具の選択が必要となる。食具の例を図2-4に示す。

（4）その他
生活自立度の判定基準

　介護保険の給付を受ける際には，市町村に設置されている介護認定審査会において要介護認定・要支援認定を受ける。要介護・要支援状態の区分は次の区分となる。

　また，要介護認定の際には，「障害高齢者の日常生活自立度（寝たきり度）判定基準」と「認知症高齢者の日常生活自立度判定基準」の2つの判定基準を用いた認定調査表が使用され，自立度の判定が行われている。

1）要介護・要支援状態の区分

　要介護・要支援状態の区分は次のとおりである。

定　義		状態区分	状態の目安
要支援	常時介護を必要とする状態の軽減または悪化の防止に資する支援を要する状態。 身体上または精神上の障害があるために，一定期間（6か月）日常生活を営むのに支障があると見込まれる状態。	要支援1	生活機能の一部に若干の低下が認められ，介護予防サービスにより改善が見込まれる。
		要支援2	生活機能の一部に低下が認められ，介護予防サービスにより改善が見込まれる。
要介護	身体上または精神上の障害があるために，一定期間（6か月）日常生活における基本的な動作の全部または一部について常時介護を要すると見込まれる状態であって，要支援状態以外の状態。	要介護1	身の回りの世話に見守りや手助けが必要。立ち上がり・歩行などで支えが必要。
		要介護2	身の回りの世話全般に見守りや手助けが必要。食事等で見守りや手助けが必要。
		要介護3	身の回りの世話や立ち上がりが一人ではできない。食事等で全般的な介助が必要。
		要介護4	生活機能がかなり低下。全般的な介助が必要な場合が多い。問題行動がみられる。
		要介護5	生活機能が著しく低下。全面的な介助が必要。多くの問題行動がみられる。

2）障害高齢者の日常生活自立度（寝たきり度）判定基準

障害高齢者の日常生活自立度（寝たきり度）判定基準は次のとおりである。

日常生活自立度（寝たきり度）		
生活自立	ランクJ	何らかの障害等を有するが，日常生活はほぼ自立しており独力で外出する 1. 交通機関等を利用して外出する 2. 隣近所へなら外出する
準寝たきり	ランクA	屋内での生活は概ね自立しているが，介助なしには外出しない 1. 介助により外出し，日中はほとんどベッドから離れて生活する 2. 外出の頻度が少なく，日中も寝たり起きたりの生活をしている
寝たきり	ランクB	屋内での生活は何らかの介助を要し，日中もベッド上での生活が主体であるが，座位を保つ 1. 車いすに移乗し，食事，排泄はベッドから離れて行う 2. 介助により車いすに移乗する
	ランクC	1日中ベッド上で過ごし，排泄，食事，着替において介助を要する 1. 自力で寝返りをうつ 2. 自力では寝返りもうてない

（「障害高齢者の日常生活自立度（寝たきり度）判定基準」の活用について，平成3年11月18日老健第102-2号，
厚生省大臣官房老人保健福祉部長通知）

3）認知症高齢者の日常生活自立度判定基準

認知症高齢者の日常生活自立度判定基準は次のとおりである。

ランク	判定基準	見られる症状・行動の例
I	何らかの認知症を有するが，日常生活は家庭内及び社会的にほぼ自立している。	
II	日常生活に支障を来すような症状・行動や意思疎通の困難さが多少見られても，誰かが注意していれば自立できる。	
IIa	家庭外で上記IIの状態が見られる。	たびたび道に迷うとか，買い物や事務，金銭管理などそれまでできたことにミスが目立つ等
IIb	家庭内でも上記IIの状態が見られる。	服薬管理ができない，電話の対応や訪問者との対応など，一人で留守番ができない等
III	日常生活に支障を来すような症状・行動や意思疎通の困難さが見られ，介護を必要とする。	
IIIa	日中を中心として上記IIIの状態が見られる。	着替え，食事，排便・排尿が上手にできない，又は時間がかかる。やたらに物を口に入れる，物を拾い集める，徘徊，失禁，大声・奇声を上げる，火の不始末，不潔行為，性的異常行為等
IIIb	夜間を中心として上記IIIの状態が見られる。	ランクIIIaに同じ
IV	日常生活に支障を来すような症状・行動や意思疎通の困難さが頻繁に見られ，常に介護を必要とする。	ランクIIIに同じ
M	著しい精神症状や問題行動あるいは重篤な身体疾患が見られ，専門医療を必要とする。	せん妄，妄想，興奮，自傷・他害等の精神症状や精神症状に起因する問題行動が継続する状態等

（「認知症高齢者の日常生活自立度判定基準」の活用について，平成18年4月3日老発第0403003号，
厚生省老人保健福祉局長通知）

2. 経静脈栄養の考え方と栄養製剤の種類

（1）管理栄養士が知っておく経静脈栄養の考え方

消化管を使った栄養管理が不可能な場合に経静脈栄養が適応となる（第3章, 図3-1）。

栄養管理は「腸が機能している場合には腸を使う When gut works, use it !」が原則だが, 疾患で腸が使えない場合や腸を使うことで症状が悪化する場合には経静脈栄養が使用される。

経静脈栄養を使用する際には, 末梢静脈栄養（peripheral parenteral nutrition：PPN）と中心静脈栄養（total parenteral nutrition：TPN）の補給方法があり, 静脈から投与すべきエネルギー・栄養素量と施行する期間, そして対象者の感染の危険性などを考慮し, 適する方法が選択される。国内では医師が決定するが, 管理栄養士は対象者がどのような栄養状態（体液状態も含む）に関する問題があるかを関係者に伝えることが大切である。

ここでは, 管理栄養士が知っておくべき"体内の水・電解質の動き"の理論と, その異常によって引き起こされる脱水や浮腫のメカニズムを理解し, 対処すべき輸液の種類を説明する。

1）電解質の定義

電解質（イオン）とは, 水に溶けると電気を通す物質のことであり, 陽イオンと陰イオンに分かれる。電解質の役割は, 細胞の浸透圧, 筋肉細胞や神経細胞の働きにかかわったりしている。代表的な電解質は Na^+, K^+, Mg^{2+}, Ca^{2+}, Cl^- などがある。なお, アルブミンや赤血球, 白血球は電解質ではない。

2）体液の分布（細胞内液と細胞外液）

人体の体組成の約60%は水分である。この60%のうち細胞内液が40%, 細胞外液が20%である。さらに, 細胞外液20%のうち15%は細胞間質液（細胞と細胞の間の体液）であり, 残りの5%が血液である。

まずはじめに, 電解質（Na^+ や K^+ など）は血管壁を通過できるが, 細胞壁は通過できない。これにより, 次の2つのことを理解しておく。① 血液検査の電解質濃度は細胞外液全体を表している, ② 電解質は細胞壁を通過できないため, 電解質（主に Na^+）の濃度勾配により, 水が細胞壁を自由に移動して濃度を均一にする。そのため, 電解質異常がある場合, 体全体としては水の移動により脱水や浮腫が起こる。

3）体内の水・電解質の動き

細胞チャンネルの動きは図2-5のとおりである。各細胞はエネルギーを使ってポンプを動かし, Na^+ を細胞外へ, K^+ を細胞内に移動させ, 安定した静止膜電位を保っている。これにより細胞外液の陽イオンの9割は Na^+ となり, K^+ は細胞内に閉じ込められるが, 細胞の K^+ チャンネルから少しずつ K^+ は細胞外に漏れ出ている。そして, 細胞に刺激が加わると Na^+ チャンネルが開き, 続いて K^+ チャンネルが開くことで, 一気にイオンが移動し, 活動電位が発生する仕組みとなっている。ここでは, ① 細胞外液の陽イオンのほとんどが Na^+ であること, ② K^+ は通常は細胞内に閉じ込められていることを覚えておく。そして, 電解質の単位は mEq（ミリイクイバレント：通称 メック）が使用され, 細胞外液の Na^+ 濃度は通常 140 mEq/L 前後である。人体は細胞外液の Na^+ 濃度を常に 140 mEq/L 程度に保とうとするため, 体内の総 Na^+

濃度が薄くなれば体内の水貯留を少なくして脱水が起こり，体内の総 Na^+ 濃度が濃くなれば
体内の水貯留を多くして浮腫が起こる。しかし，何らかの原因で水貯留の調整ができなくなる
と血液中の Na^+ 濃度が異常値を示すようになる。

4）高張性脱水（水欠乏性脱水）と低張性脱水（Na 欠乏性脱水）の考え方

　電解質は細胞壁を通過できないため，電解質の濃度勾配（主に Na^+）により，水が細胞壁を
自由に移動することで脱水や浮腫が起こる具体例を提示する。図 2-6 は高齢者が喉の渇きを感
じないために水分摂取が不足した場合である。細胞外液の水分が不足し，細胞外液の Na^+ 濃
度が濃くなるため，細胞内液の水が細胞外液に移動し，細胞内脱水が起こる。図 2-7 は利尿剤

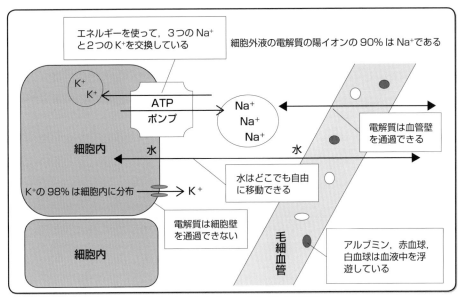

図 2-5　細胞チャンネルの基礎知識

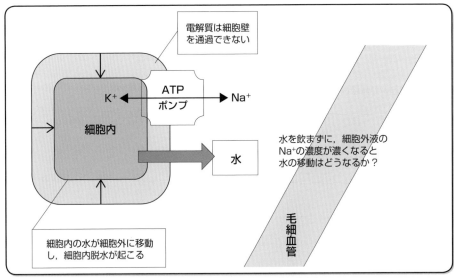

図 2-6　高張性脱水（水欠乏性脱水）

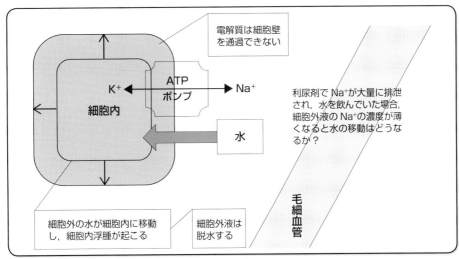

図 2-7　低張性脱水（Na 欠乏性脱水）

が強すぎて，Na$^+$が体外に大量に排泄されたが，水を飲んでいたので細胞外液の Na$^+$濃度が薄くなった場合である。この場合は，細胞外液の水が細胞内液に移動し，細胞内浮腫が起こると同時に細胞外液は脱水となる。これらの "体内の水・電解質の動き" が理解できてくれば，水移動を止めるには，どの種類の電解質輸液が適するか判断できるようになる。

（2）経静脈栄養製剤の種類と特徴

　経静脈栄養製剤は目的に応じて大きく 2 つに分けられ，先述の "体内の水・電解質の動き" を調整するための輸液が電解質輸液剤であり，栄養補給を目的とするための輸液が栄養輸液剤である。栄養輸液剤は，電解質輸液剤の維持液の中にエネルギーやアミノ酸など栄養素を付加した輸液と考えればよい。

　電解質輸液剤の種類と特徴は表 2-4 のとおりであり，特に "張度の程度" を理解したい。体の等張液は生理食塩液（0.9%食塩水）であり，Na$^+$濃度は 154 mEq/L である。これは細胞外液の電解質の陽イオンの 90%は Na$^+$であり，血液の Na$^+$濃度は通常 140 mEq/L であるため，その 1 割増しの 1.1 倍（100%/90%）で作られた輸液剤（等張液）である。その他，電解質輸液の特徴は，1/5 ～ 1/3 等張液は水分が多いこと，開始液は高カリウム血症の危険を避けるため K$^+$を入れていないことである。また，維持液は Na$^+$の他に，K$^+$，Mg^{2+}，Ca^{2+}などの電解質も入っており，ある程度の長期間にも対応できることである。これらを理解していくと，先述の脱水の場合，どの電解質輸液剤を投与するのが適するかを考えられるようになる。図 2-6 の高張性脱水の場合には，細胞外液を薄めたいため脱水補給液（1/3 ～ 1/2 等張液）や維持液（1/5 ～ 1/3 等張液）が適するし，図 2-7 の低張性脱水の場合には，細胞外液を濃くしながら水を入れたいため細胞外液補充液（等張液）か生理食塩液（等張液）が適すると考えられる。

　栄養輸液剤は，表 2-5 に代表的な栄養輸液の基本製剤の種類と使用目的，表 2-6 に代表的な高カロリー輸液用キット製品の使用目的を示した。

表 2-4　代表的な電解質輸液剤

輸液の種類	張度の程度	輸液の特徴
開　始　液	1/3～2/3 等張液	病態不明時の開始液。Na^+ は 70～90 mEq/L 程度であり，病態不明のため高カリウム血症の危険を避けるため K^+ を入れていない。
脱水補給液	1/3～1/2 等張液	脱水症時の水分補給。Na^+ は 60～80 mEq/L 程度，K^+ は 20～30 mEq/L 程度の輸液である。
術後回復液	1/5 等張液	手術後の輸液。Na^+ は 30 mEq/L 程度，水分の多い輸液である。
維　持　液	1/5～1/3 等張液	維持期の輸液。Na^+ は 30～50 mEq/L 程度，K^+ は 20～30 mEq/L 程度の輸液であり，ブドウ糖も 5～10％程度含まれている。また，Ca^{2+} や Mg^{2+} が含まれているものもある。内科系疾患の輸液でよく使用される。
生理食塩液	等張液	体液調節の輸液。 0.9％食塩水であり，Na^+ は 154 mEq/L である。
細胞外液補充液	等張液	細胞外液欠乏時の欠乏是正の輸液。Na^+ は 130 mEq/L 程度であり，K^+ と Ca^{2+} も含まれている。

表 2-5　代表的な栄養輸液の基本製剤

輸液の種類	使用目的
高カロリー輸液用基本液	糖質と電解質（Na^+，K^+，Ca^{2+}，Mg^{2+}），リン，亜鉛を含む高カロリー基本液。ビタミンや亜鉛以外の微量元素は含まれていないので，必要に応じて医師の指示で混注される。
アミノ酸製剤	アミノ酸補給のための輸液。
ビタミン製剤	各種ビタミンが配合された総合ビタミン製剤。
微量元素製剤	亜鉛，銅，鉄，マンガンなどを含有した総合微量元素製剤。
脂　肪　乳　剤	必須脂肪酸の補給と効率よくエネルギーを投与するために使用される。

表 2-6　代表的な高カロリー輸液用キット製品

輸液の種類	使用目的
高カロリー輸液用キット製品（糖・電解質・アミノ酸）	栄養輸液の基本製剤の高カロリー基本液とアミノ酸製剤をキット製品にした輸液。
高カロリー輸液用キット製品（糖・電解質・アミノ酸・総合ビタミン・微量元素・脂質）	栄養輸液の基本製剤の高カロリー基本液，アミノ酸製剤，ビタミン製剤，微量元素製剤などをキット製品にした輸液。

●その他，管理栄養士が注意すべき事項●

　管理栄養士が献立で使用する重量単位（g や mg）と，輸液で使用する電解質単位 mEq（ミリイクイバレント：通称 メック）の互換を 2 つ覚えておこう。

　管理栄養士は，頭の中で mEq/L を g/L に互換させて考えることで，体内に入った電解質量が適切かどうかをイメージすることができる。

　① 輸液剤で Na^+ が 17.1 mEq/L 体内に入った→食塩（NaCl）が 1 g/L 体内に入った

　② 輸液剤で K^+ が 25.6 mEq/L 体内に入った→カリウムが 1 g/L 体内に入った

応用させてみると

　輸液剤で 1 日 Na^+ が合計 85 mEq 点滴されていた→食塩が 1 日合計 5 g（85÷17.1＝4.97 g）体内に入っていたと頭の中で互換する。そうすれば，対象者が腎臓疾患や浮腫等がなければ，輸液の Na^+ 量が適正量かどうかを管理栄養士は判断できるということになる。

３．経腸栄養の考え方と経腸栄養剤の種類，選択

（１）経腸栄養の考え方

　傷病者に対して栄養管理を行う場合は，病態に応じて適切な栄養補給法を選択することが重要である。対象者が経口摂取のみでは必要な栄養量が満たされない場合，他の補給法を考えることが必要となる。経腸栄養は，経静脈栄養に比較して感染性合併症は少ないが，消化器症状は少なくない。下痢は頻繁にみられる症状であり，投与速度，栄養剤の浸透圧および食物繊維含有量を確認することは，経腸栄養の管理において不可欠である。経腸栄養の投与経路と栄養補給法決定の詳細について，本書「第３章栄養・食事計画の基本」と「臨床栄養学」の教科書で確認しておく。栄養・食事計画における経腸栄養剤の使用では，組成の違いによる経腸栄養剤の種類と適応を理解しておくとよい。

（２）経腸栄養剤の種類と選択

　原材料による区分として，天然食品を原料とした天然濃厚流動食と，天然食品を人工的に処理または人工的に合成した成分で構成される人工濃厚流動食に分けられる。人工濃厚流動食は，窒素源の種類により成分栄養剤，消化態栄養剤，半消化態栄養剤に分類される（表2-7）。

表 2-7　経腸栄養剤の分類と特徴

	人工濃厚流動食		
	成分栄養剤	消化態栄養剤	半消化態栄養剤
糖　　　質	デキストリン	デキストリン	デキストリンなど
たんぱく質	結晶アミノ酸	ジペプチド トリペプチド	カゼイン ペプチドなど
脂　　　肪	極少量	少量	多い
食 物 繊 維	なし	なし	多い
残　　　渣	なし	少量	少量
浸　透　圧	高い	高い	比較的低い

（石長孝二郎，片桐義範編著：在宅，施設，病院で応用できる栄養管理プロセス，建帛社，p.99, 2020.
「経腸栄養剤の窒素源の分解の程度による分類」を改変）

１）成分栄養剤

　化学的に明確な成分から構成されており，窒素源はアミノ酸である。脂肪含有量がきわめて少量で，必須脂肪酸欠乏症予防のためには脂肪を経静脈的に補うことが必須である。原則として，消化能を必要としないが吸収能は必要である。短腸症状群，クローン病に対する寛解導入・寛解維持療法などが適応である。

２）消化態栄養剤

　窒素源はアミノ酸，ジペプチド，トリペプチドである。ジペプチド，トリペプチドはアミノ酸に比べて吸収が速いのが特徴である。脂肪成分が少なめの栄養剤が多く，脂肪が含まれていない栄養剤もある。

消化能がかなり低下していても用いることができることから，消化吸収障害，周術期などが適応である。

3）半消化態栄養剤

窒素源はたんぱく質が消化されたカゼインなどの形態であるため，消化機能が必要である。脂肪成分は豊富に含まれている。食品の半消化態栄養剤は，約200種類が市販されている。

消化吸収機能の正常な傷病者が適応である。

4）形状と粘度

経腸栄養剤は液体が多いが，液体より粥状の方が胃内の停滞時間が短いと報告されている。胃食道逆流・誤嚥性肺炎防止のため，半固形状となった経腸栄養剤が市販されている。半固形化することにより，胃の蠕動運動を引き起こし，正常な胃貯留能や胃排泄能が期待できる。

5）経腸栄養剤の選択

一般的に経腸栄養剤は，成分栄養剤，消化態栄養剤，半消化態栄養剤の順に浸透圧は低くなる。浸透圧はダンピング症状，下痢に影響を及ぼす。また，経腸栄養剤の脂肪含有量も下痢などの腹部症状に影響を及ぼす。栄養・食事計画においては，経腸栄養剤に含まれる食物繊維量とともに浸透圧，脂肪量を確認してから選択することが必要である。

また，さまざまな病態に適した栄養素が配慮されている各種病態別経腸栄養剤がある。これらを適切に選択することにより，原疾患の病態改善効果が期待できる。

6）その他

標準タイプの経腸栄養剤は，1 kcal/mL に調整されている。これよりも水分が少なく高エネルギーの補給が可能な高濃度製品1.5 kcal/mL や2.0 kcal/mL の製品も市販されている。また，水分を追加補給しなくてもすむように開発された低濃度の半固形化製品がある。

経腸栄養剤の包装は，缶，紙パック，アルミパウチ，バッグなど多様である（図2-8）。容器に移し替えて使用する製品やチューブに接続し無菌投与が可能なクローズドシステムタイプの製品もある。

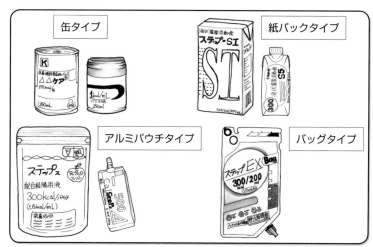

図2-8　経腸栄養剤の包装例

第3章　栄養・食事計画の基本

1. 栄養補給法決定の考え方

（1）使用可能な投与ルートを明らかにする

　傷病者の栄養介入のために，可能な投与ルートを確認する。栄養補給法の選択基準を図3-1に示した。投与ルートは，**経口栄養補給法，経腸栄養補給法，経静脈栄養補給法**の3つのルートである。適切な栄養アセスメントにより，消化管の機能が保たれていれば，消化管を使用する。さらに摂食嚥下機能の確認により，経口摂取が可能であれば，食形態を考慮し適切な食事計画を立てる。

　摂食嚥下機能に問題があり経管栄養を選択した場合，その継続期間を推定する。短期間として，概ね6週以内であれば経鼻栄養を，長期経管栄養が必要であれば胃瘻や腸瘻を選択する。また，消化管の使用ができずに静脈栄養を選択する場合，短期間として概ね2週以内であれば末梢静脈栄養を，2週間以上となれば中心静脈栄養を選択する。病態によっては，消化管閉塞の改善など治療の進展により，静脈栄養から離脱し経腸栄養へ，さらに摂食嚥下障害の改善などにより，経口栄養へ移行していく経過においては，1ルートのみでない場合もある。

　栄養介入の原則は，より生理的なルートを選択することが臨床的にも経済的にも優位とされるため，経口・経腸栄養の推進が推奨される。

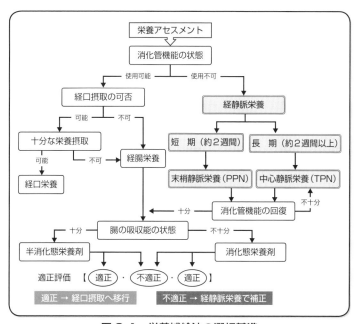

図3-1　栄養補給法の選択基準

（2）経口栄養補給法

　食種の決定は，傷病者の病態と体位，咀嚼機能，摂食嚥下機能に応じて決定される。しかし，入院時食事療養の一般治療食は，対象者別の食種区分として，一般食（成人），離乳食，幼児食，学童食，妊婦食，高齢者食など施設対象者に応じて設定される。

　一般治療食で主体となる一般食（成人）は，形態調整を主体として提供される。食種区分では，常食・全粥食・5分粥・3分粥・流動食として，主食区分で食種が設定されている。また，常食や全粥食では提供時に，きざみ，みじん，一口大など形状を変化させる場合もある。

　一方，特別治療食は成分調整を主体として提供される。成分別特別食として，エネルギーコントロール食，エネルギー・たんぱく質コントロール食，脂質コントロール食等のように成分区分で示される場合と，糖尿病食，腎臓病食，肝臓病食等のように，疾病別に食種が区分される場合がある。成分別特別治療食の場合でも，対象疾病を具体的に表記することが望ましい。対象となる病態区分の例を表3-1に示した。

　経口栄養法と経管栄養法の両方に使用される濃厚流動食は，半消化態栄養剤，消化態栄養剤がある。口腔疾患等で咀嚼ができない場合や，食事摂取量が必要栄養量に比べて不十分な場合，付加食として利用されることもある。

　施設の取り扱い疾患によっては，造血幹細胞移植食や加熱食，化学療法食，食欲不振食などの食種が設定されていることも多い。また，病院食の運営の範囲で，非常食を計画することが一般的で，日々の献立計画において消費期限，賞味期限を意識した活用も病院給食マネジメントとして重要となる。

表3-1　栄養成分管理に対応する病態区分とポイント

栄養成分分類	病態別分類	注意すべきポイント
エネルギーコントロール	糖尿病	食物繊維・食塩・炭水化物比率・3食比率
	脂質異常症	脂質エネルギー比率・コレステロール・食物繊維・食塩
	高血圧	食塩・カリウム・食物繊維
	心疾患	食塩・水分
	高尿酸血症	プリン体・水分・アルコール
	肝臓病	脂質エネルギー比率・食物繊維・アルコール
エネルギー・たんぱく質コントロール	糖尿病性腎症	食塩・カリウム・リン・水分
たんぱく質コントロール	慢性腎臓病	食塩・カリウム・リン・水分
	肝硬変非代償期	BCAA比率・LES・鉄
脂質コントロール	膵　炎	脂質比率・アルコール
	胆石症・胆嚢炎	脂質配分・コレステロール・食物繊維

　注）・BCAA：branched chain amino acid, 分岐鎖アミノ酸（バリン，ロイシン，イソロイシン）
　　　・LES：late evening snack, 就寝前エネルギー投与

（3）経腸栄養補給法

　経管栄養法には，経鼻胃管，経鼻十二指腸，経鼻空腸，胃瘻，腸瘻があり，消化吸収能や胃食道逆流の有無により各経管を選択する。

　また，同様に栄養剤の選択については，半消化態栄養剤，消化態栄養剤，成分栄養剤の組成の違いや投与速度，投与粘度も考慮して決定する。糖尿病，腎臓病，肝臓病，呼吸器疾患等，特定の疾患を目的とした栄養剤もあるため，病態に合わせた栄養剤の選択は重要である。

　経管栄養法の栄養剤の包装形態では，細菌汚染の防止としてバッグ包装の栄養剤が推奨される。半固形の栄養剤も逆流性食道炎防止効果で採用される場合がある。栄養剤の区分の栄養素特徴については p.23 を参照。

（4）経静脈栄養補給法

　中心静脈栄養法は，必要エネルギー量を投与可能とするが，必須脂肪酸，ビタミン・ミネラル類の欠乏をきたさないよう計画する。気胸，カテーテル位置異常や閉塞，高血糖，肝機能異常，消化管粘膜萎縮などの合併症にも注意が必要である。

　末梢静脈栄養法では，他ルート（経口・経腸）との併用として投与補給を行うが，合併症として静脈炎があることから，患者の QOL が低下しないよう栄養介入を行う。

　経静脈栄養補給法から早期に経口摂取が可能となるよう治療支援を行うことが重要である。各経静脈栄養法により，投与可能なエネルギー量と栄養素の比較を表 3-2 に示す。

表3-2　中心静脈輸液と末梢静脈輸液の内容比較

	中心静脈栄養　TPN	末梢静脈栄養　PPN
投与エネルギー量	1,200〜2,500 kcal/日	600〜1,200 kcal/日
糖質濃度[注]	15〜36% 開始液（糖質濃度 15%程度） 維持液（糖質濃度 25〜30%程度）	7.5〜12.5%
アミノ酸濃度	10〜12%	2.7〜3%
電　解　質	ナトリウム・カリウム・クロール・マグネシウム	
微　量　元　素	亜鉛を含む	
投　与　期　間	長期（10 日〜数年）	短期（7〜10 日程度）
合　併　症	多い	少ない

注）・成人のブドウ糖投与の維持上限速度は 5 mg/kg／分程度
　　・脂肪乳剤は，10%と 20%がある。成人の投与速度は 0.1 g/kg／時

■ 2．摂取目標量の考え方

◎傷病者の治療・回復のために必要なエネルギー量と栄養素量を決定する

　傷病者の病態，栄養アセスメントにより決定された栄養診断（栄養状態の判定）の状況に応じて，最良で効果的な摂取目標量を定める。それらは，各病態に応じた治療ガイドラインに従い決定する。目標量の決定は，エネルギー量，たんぱく質量，脂質量，炭水化物量，水分量，その他ビタミン・ミネラル類の順番で設定する。

① エネルギー量の決定

　可能な限り安静時エネルギー消費量（REE）（≒基礎エネルギー消費量（BEE））を測定し，必要エネルギー量を推定することが望ましい。測定が不可能な場合は，ハリス－ベネディクトの計算式（性別・年齢・身長・体重）を用いて基礎代謝量を推定し，ストレス係数（SF）と活動係数（AF）を乗じて決定する（表3-3）。また，一般常食患者の年齢構成を基本に，毎月，荷重平均と食事摂取基準（『日本人の食事摂取基準』）から大まかな給与エネルギー量と給与たんぱく質量を決定する方法は，給食経営管理として用いられる。病院では個々のエネルギー・栄養素量の設定が原則だが，集団として捉えた場合でも，適切な給与量を把握しておく必要がある。

表3-3　基礎エネルギー消費量の推定式

■ハリス－ベネディクトの式	■エネルギー必要量＝BEE×ストレス係数×活動係数	
基礎エネルギー消費量（BEE；kcal/日）	▽ストレス係数（SF）	▽活動係数（AF）
▽男性 [66.47+13.75W+5.0H－6.76A]	術後（合併症なし）　1.0 がん　1.10～1.30 腹膜炎・敗血症　1.10～1.30	ベッド上安静：1.2 ベッド外活動：1.3
▽女性 [655.1+9.56W+1.85H－4.68A]	重症感染症・多発外傷　1.20～1.40	
W：体重（kg）　H：身長（cm）　A：年齢（歳）	多臓器不全症候群　1.20～1.40 熱傷　1.20～2.00	

② たんぱく質必要量の決定

　傷病者のたんぱく質必要量の決定については，栄養状態の程度や外科治療での異化亢進時，代謝機能（特に腎臓や肝臓の機能）によって左右される。

　たんぱく質異化作用の程度や栄養摂取の妥当性をアセスメントするために，窒素出納を用いる。窒素出納は，1～3g程度を目標とし，プラスであれば，筋肉形成の蓄積方向に働いていることが推定されるが，マイナスの場合，体たんぱくの崩壊が疑われる。以下の式にて確認する。

窒素出納（g）＝（たんぱく質摂取量（g）÷6.25）－（UUN*（g/24時間）＋4（g））
* UUN：urine urea nitrogen，尿中尿素窒素

　また，アミノ酸が適切にたんぱく質合成に利用されるために，適切なエネルギー摂取が必要となる。この確認には，NPC/N比（非たんぱくカロリー/窒素比）を用い適切なエネルギー量を決定する。NPC/N比は，たんぱく質（アミノ酸）を効率よく利用するために必要な，投与アミノ酸の窒素1gあたりの非たんぱく質エネルギー量である。また，非たんぱく質エネルギー量

は，糖質と脂質エネルギー量の和のことである。健常成人の NPC/N 比は 150 ～ 200，慢性腎不全などでたんぱく質制限が必要な場合はより高い NPC/N 比を想定する。

③ 脂質必要量の決定

脂質必要量はエネルギー比率として設定され，20 ～ 30％で必要量を決定する。肝疾患，膵疾患では，脂質のエネルギー比率を下げて消化吸収に負担のないように計画する。一般的に飽和脂肪酸 7.0％以下，n-6 系脂肪酸は 7 ～ 11％，n-3 系脂肪酸は 1.6 ～ 2.2 g/ 日を目安量とする。

④ 炭水化物必要量の決定

炭水化物は，糖質と食物繊維の総称とされている。脳や神経組織等は，グルコースをエネルギー源として活用しているため，極端な糖質制限はケトーシスや代謝障害の原因ともなることから，過度な設定は避ける。少なくとも 100 g/ 日は必要とされている。また，総エネルギーの 50％ ～ 60％程度を炭水化物として摂取するが，病態に応じてたんぱく質や脂質の制限がある場合は，60％以上とすることもある。

⑤ 水分必要量の決定

水分の必要量は，摂取量と排泄量を観察することで，過剰，脱水状態を起こさないように設定する。摂取量は，飲水，食事からの摂取，代謝水の合計である。排泄量は，排尿，排便，皮膚からの不感蒸泄，呼気，嘔吐以外に，ドレナージによるドレーン（廃液管）からの廃液量も含まれる。下痢や出血，発熱など病態により左右されるため，観察が重要となる。

簡易的には 30 ～ 40 mL/kg と推定したり，必要エネルギー量と同程度の水分量とすることもある。

⑥ 電解質・ビタミン・微量元素必要量の決定

傷病者の病態により，栄養アセスメント，栄養診断（栄養状態の判定）により必要量を決定する。また，病態による指定がない場合は，最新の『日本人の食事摂取基準』により調整する。

■ 3. 荷重平均成分と食品構成

（1）治療食指針（食事基準）の設定と荷重平均成分

施設ごとに食事提供とその内容を明確に示した治療食指針（食事基準）を設定している。治療食指針（食事基準）は，治療ガイドライン変更時はもとより，『日本人の食事摂取基準』が改定された場合も見直しが必要となる。病院等各施設は，5 年に 1 回程度の見直しが図れるよう，中・長期計画により検証作業を行う。各疾患の摂取目標量の根拠は，学会等の治療ガイドラインを中心に，施設で対象となる患者の病態により医師，管理栄養士，メディカルスタッフにより決定する。さらに，使用食品により作成される荷重平均成分表は，病態にあった使用食品の使用頻度を実態に沿って調査し，作成する。

荷重平均成分表から作成された治療食指針（食事基準）の食品構成は，献立計画の観点から 1 週間程度の平均で達成されるように作成する。帳票としての評価は，毎月の実績が計画と相違ないことを評価する。

（2）食品構成表からの献立作成

荷重平均成分表から作成された食品構成表を使用し，献立を作成する。

各食事の配分は，平均的に偏らずに作成されることが望ましい。食事区分により差があると，消化吸収への負担，代謝への影響が生じやすく注意を要する。1日の総エネルギー量や栄養素量が食事基準（摂取目標量）に一致すればよいのではなく，病態や代謝を考慮した配分も重要である。

また，成分管理の治療食であっても，対象者の年齢等による咀嚼嚥下機能や疾病の特徴から形態にも配慮が必要な場合もある。

（3）荷重平均成分を活用した栄養食事指導

入院治療中に提供した食事は，栄養食事指導の教材として活用され，実体験として教育成果が期待される。精度管理の側面からも食品構成に基づいた献立作成，食事提供でなければならない。

（4）献立作成後の成分表による評価および治療食指針の適正の確保

献立作成は食品構成により作成されるが，荷重平均成分表がまるめの数値であるため，日々の献立評価を日本食品標準成分表の最新版にて評価し，摂取目標量と差異が生じていたら，微調整を行い，より目標値に近い設定にする。

4. 献立作成の種類

献立は，治療食指針（食事基準）にあわせて作成される。すべての食種の献立が作成されていなければならないが，対象疾患が複数で共有できる献立が作成されていても問題はない。

例えば，エネルギーコントロール食として，1,200 kcal・1,400 kcal・1,600 kcal・1,800 kcal・2,000 kcal の献立を，糖尿病，脂質異常症，高尿酸血症，肥満症などの複数の疾病を対象として利用してもよい。いかに適切な献立を対象にあわせて作成するかは，食事提供におけるマネジメントとして重要である。

（1）食品構成

治療食指針（食事基準）に示された食種については，すべて食品構成が示されていなければならない。食品構成表は，年間を通して使用食品を網羅し，作成されたものである。実施献立365日の使用頻度を調査するとともに，サイクルメニューを利用している施設においては，サイクルメニューの基本献立の使用食品頻度を調査し，決定する。食品群別荷重平均成分表の例を表3-4に示す。また，食品群別荷重平均成分表により作成された食品構成表を表3-5に示す。

表3-4　食品群別荷重平均成分表（常食形態）

日本食品標準成分表 2020 年版（八訂）による

食品群		エネルギー kcal	水分 g	たんぱく質 g	脂質 g	炭水化物 g	食物繊維 g	カルシウム mg	リン mg	鉄 mg	ナトリウム mg	カリウム mg	ビタミンA μgRAE	ビタミンD μg	ビタミンB$_1$ mg	ビタミンB$_2$ mg	ナイアシン mg	ビタミンC mg
穀類	米	342	14.9	6.1	0.9	77.6	0.5	5	95	0.8	1	89	0	0.0	0.08	0.02	1.2	0
	パ ン 類	281	34.7	8.8	6.6	48.4	3.1	27	73	0.6	492	96	6	0.2	0.08	0.06	1.1	0
	め ん 類	263	31.2	7.6	1.0	57.8	4.3	18	80	0.6	716	137	0	0.0	0.11	0.04	1.3	0
	その他の穀類	346	14.9	8.3	1.8	74.4	2.4	17	62	0.6	118	102	1	0.0	0.09	0.03	0.6	0
いも類	いも・生	72	77.4	1.8	0.2	19.5	6.1	13	50	0.8	6	473	1	0.0	0.09	0.03	1.2	21
	こんにゃく類	7	96.7	0.1	0.0	2.8	2.7	59	7	0.5	7	33	0	0.0	0.00	0.00	0.0	0
砂糖類	砂 糖 類	382	3.2	0.0	0.0	96.8	0.0	5	0	0.0	2	18	0	0.0	0.00	0.00	0.0	0
大豆製品	豆腐・大豆製品	154	70.6	13.1	10.8	4.2	2.6	145	189	2.4	39	252	0	0.0	0.12	0.10	0.4	0
大豆製品	その他の豆類	235	34.9	12.4	1.6	49.1	14.1	48	200	3.2	41	668	1	0.0	0.23	0.09	1.1	1
種実類	種 実 類	614	2.2	20.1	53.5	20.4	10.1	532	460	5.6	94	559	1	0.0	0.34	0.26	8.2	0
野菜類	緑黄色野菜	23	91.5	2.1	0.3	4.7	2.9	79	49	1.4	20	443	278	0.0	0.10	0.15	0.9	46
	その他の野菜	22	92.6	1.3	0.1	5.3	1.9	37	37	0.4	8	242	20	0.0	0.05	0.05	0.4	23
	野菜漬け物	47	84.2	1.4	0.2	10.3	2.1	31	39	0.4	1152	252	5	0.0	0.14	0.04	0.7	17
果物類	柑 橘 類	47	87.1	0.8	0.2	11.5	1.4	23	18	0.2	2	166	24	0.0	0.07	0.04	0.3	47
	その他の果物	56	84.1	0.7	0.2	14.6	1.2	9	20	0.2	1	222	9	0.0	0.04	0.02	0.3	24
	加糖加工品	186	52.2	0.4	0.1	47.1	1.1	8	10	0.2	8	63	0	0.0	0.01	0.01	0.2	5
きのこ類	きのこ類	45	82.9	3.9	0.5	11.7	8.7	17	105	2.4	5	436	0	5.9	0.15	0.30	5.4	1
藻類	藻 類	175	39.2	22.8	2.3	27.7	21.7	250	392	5.8	1497	1387	1275	0.0	0.35	1.19	6.1	104
魚介類	生	139	71.7	19.3	7.7	0.3	0.0	37	227	0.8	115	345	85	8.3	0.13	0.19	5.8	1
	塩、生干し、乾燥	168	61.4	23.8	8.3	1.9	0.0	479	352	2.1	968	327	57	8.2	0.15	0.22	7.3	2
	水産練り製品	106	72.9	11.6	1.9	11.0	0.0	52	93	0.5	825	103	4	1.1	0.03	0.09	1.0	0
肉類	生	209	64.6	19.0	15.4	0.1	0.0	5	156	0.8	45	265	23	0.1	0.32	0.19	5.6	1
	加 工 品	232	60.7	15.4	18.5	2.3	0.0	6	262	0.7	896	218	2	0.4	0.59	0.17	4.8	37
卵類	卵 類	140	75.3	11.9	10.1	0.7	0.0	45	168	1.5	168	129	207	3.5	0.06	0.37	0.1	0
乳・乳製品	乳・乳製品	89	83.2	4.8	6.4	4.6	0.0	134	128	0.0	114	143	49	0.2	0.04	0.17	0.1	1
油脂類	油 脂 類	869	1.5	0.1	98.2	0.0	0.0	2	2	0.0	63	3	27	0.6	0.00	0.00	0.0	0
調味料・香辛料類	調味料類	189	57.4	3.7	11.4	17.3	0.7	26	69	1.1	3243	189	5	0.0	0.03	0.07	0.8	0
	食 塩	0	0.1	0.0	0.0	0.0	0.0	22	0	0.0	39000	100	0	0.0	0.00	0.00	0.0	0

表 3-5　一般常食構成例

〔給与栄養目標量〕

（食種名） 一般常食	エネルギー (kcal)	たんぱく質 (g)	脂　質 (g)	炭水化物 (g)	食塩相当量 (g)	食物繊維総量 (g)
	1,900	75	60	270	7	20

食品構成表

食　品　群		純使用量 (g)	エネルギー (kcal)	たんぱく質 (g)	脂　質 (g)	炭水化物 (g)	ナトリウム (mg)	食物繊維総量 (g)
穀　類	米	185	633	11.3	1.7	143.6	2	0.9
	パ ン 類	50	141	4.4	3.3	24.2	246	1.6
	め ん 類	40	105	3.0	0.4	23.1	286	1.7
	その他の穀類	10	35	0.8	0.2	7.4	12	0.2
い も 類	いも・生	30	22	0.5	0.1	5.9	2	1.8
	こんにゃく類	5	0	0.0	0.0	0.1	0	0.1
砂 糖 類		10	38	0.0	0.0	9.7	0	0.0
大　豆 大豆製品	豆腐・大豆製品	50	77	6.6	5.4	2.1	20	1.3
	その他の豆類	10	24	1.2	0.2	4.9	4	1.4
種 実 類		3	18	0.6	1.6	0.6	3	0.3
野 菜 類	緑黄色野菜	100	23	2.1	0.3	4.7	20	2.9
	その他の野菜	150	33	2.0	0.2	8.0	12	2.9
	野菜漬け物	10	5	0.1	0.0	1.0	115	0.2
果 物 類	柑 橘 類	40	19	0.3	0.1	4.6	1	0.6
	その他の果物	50	28	0.4	0.1	7.3	1	0.6
	加糖加工品	5	9	0.0	0.0	2.4	0	0.1
きのこ類		10	5	0.4	0.1	1.2	1	0.9
藻　類		2	3	0.5	0.0	0.6	30	0.4
魚 介 類	生	60	83	11.6	4.6	0.2	69	0.0
	塩, 生干し, 乾燥	5	8	1.2	0.4	0.1	48	0.0
	水産練り製品	5	5	0.6	0.1	0.6	41	0.0
肉　類	生	60	125	11.4	9.2	0.1	27	0.0
	加 工 品	10	23	1.5	1.9	0.2	90	0.0
卵　類		50	70	6.0	5.1	0.4	84	0.0
乳・乳製品		210	187	10.1	13.4	9.7	239	0.0
油 脂 類		15	130	0.0	14.7	0.0	9	0.0
調味料・ 香辛料類	調味料類	30	57	1.1	3.4	5.2	973	0.2
	食　塩	1	0	0.0	0.0	0.0	390	0.0
合　　　　計		1906	1906	77.7	66.5	267.9	2725	18.1

食塩相当量 6.9 g

〔栄養素比率〕

穀類エネルギー比	48.0%
たんぱく質エネルギー比	16.3%
脂質エネルギー比	31.4%
炭水化物エネルギー比	52.3%
動物性たんぱく質比	54.6%

（2）食品交換表

　栄養食事指導に糖尿病食品交換表，腎臓病食品交換表を活用している際は，食品構成表を交換表区分として示し，献立作成を行う場合がある。

　入院中に提供される食事は，指示される食品構成のサンプル献立としての役割が大きい。栄養食事指導内容と提供される食事内容は，完全に一致する必要がある。

　交換表を利用する場合，交換表食品構成表の1単位あたりの荷重平均成分による摂取エネルギー量と栄養素量を確認する。

　炭水化物は，食後血糖を左右する要素となるため，『糖尿病食事療法のための食品交換表第7版』より，炭水化物のエネルギー比率を60%・55%・50%の3段階で，病状に合わせて選択できるように単位配分の例示がされるようになった。糖尿病食品交換表を使用した単位配分と摂取栄養素量の例を表3-6，7に示す。

表3-6　糖尿病食品交換表を活用したエネルギーコントロール食の食事基準例

		糖尿病食品交換表単位数	炭水化物 (g)	たんぱく質 (g)	脂　質 (g)	食塩相当量* (g)
E－1,200	a	15	184	48	30	6〜8
	b		167	54	35	
	c		150	60	40	
E－1,440	a	18	221	60	35	6〜8
	b		204	66	40	
	c		187	68	47	
E－1,600	a	20	240	70	40	6〜8
	b		223	72	47	
	c		206	78	52	
E－1,840	a	23	227	78	47	6〜8
	b		260	84	52	
	c		243	90	57	

a：炭水化物60%，b：炭水化物55%，c：炭水化物50%
＊食塩相当量は，高血圧，腎機能によって6〜8gを選択する。

表3-7　糖尿病食品交換表荷重平均栄養素量よる炭水化物・たんぱく質・脂質量（例）
E－1,600 kcal b（20単位，炭水化物エネルギー比率55%）

食品分類	指示単位数 (単位)	炭水化物 (g)	たんぱく質 (g)	脂　質 (g)
表1	9	162.0	18.0	0.0
表2	1	19.0	1.0	0.0
表3	5	5.0	40.0	25.0
表4	1.5	10.5	6.0	6.0
表5	1.5	0.0	0.0	13.5
表6	1.2	16.8	4.8	1.2
調味料	0.8	9.6	2.4	1.6
合　計	20	222.9	72.2	47.3

（3）展開食の考え方

　病院の給食運営管理において，多種類の食種を同時間に調整し，配膳をする。そのため，各食種として共通可能な献立を活かし，食事基準に応じた成分を達成するために，変更の必要な献立を作成し展開していくことを「献立の展開」とよぶ。

　この展開が適切に行われることで，食材や作業労力の無駄を省き，合理的な給食運営管理ができる。また，適切な展開を行うためには，食種に対応する疾病や症状を明らかにすることが必要である。

◎ 一般食から軟菜食・分粥食への展開ポイント

a．一般食から全粥食，5分粥食への展開は，形態を軟食にすることになるため，硬い食材の調理法や切り方などを変更する。また，同じ食材を使用しても酵素処理などにより，提供が可能になることもある。一般食は，特定の成分について制限はないが，バランス食として予防医学に基づいた食事をコンセプトとする。適正食品量と食塩相当量などに配慮し，たんぱく質，脂質，炭水化物のエネルギー比率を一定に保つ。

b．軟食に展開することから，水分含有量が増加し，エネルギー量や栄養素量が減少傾向となるが，必要量が確保されるよう工夫が必要である。

c．全粥では，常食で用いられるフライ類などの揚げ物や刺激物は，他の献立に変更する必要がある。長期療養型高齢者施設で，歯に問題があり軟食を用いる場合は，素材によるが，天ぷらなど共通に使用できることもある。

d．5分粥食，3分粥食は，常食からの展開は少なくなるが，この食種から，術後食や摂食嚥下の訓練食への展開が検討されることが多いため，全体を考慮し献立計画をする。料理としては，煮物，蒸し物，あんかけ料理の頻度が増え，食材は鶏卵，豆腐，白身魚の主菜の頻度が増す。

e．きざみ食は，適応が減っており，ムース食などまとまりのよい提供方法が推奨されている。しかし，咀嚼機能を維持するリハビリテーションにおいては，一定数の要望が存在する。

f．食形態が下がると，エネルギー量や栄養素量が不足する傾向があるため，摂取目標量を達成するよう，栄養補助食品等付加や補食も検討するとよい。

◎ 一般食から治療食（成分別治療食・疾病別治療食）への展開ポイント

エネルギーコントロール食

a．一般常食からの展開を基本にする。食形態が全粥の場合は，全粥食から展開をする。複数の展開食が難しい場合，形態に問題がなくても全粥食から展開することもある。栄養食事指導で，糖尿病食品交換表を利用している場合は，交換表の使用単位と食品の選択を一致させる。使用食品では，果物の加工品（ジャム，果物缶），脂肪含有量の高い食品（うなぎ，まぐろ，さんま等），多脂性食品（ばら肉，ベーコン，ピーナッツ等），高塩分の加工品（干物等），塩蔵品は，展開として変更のポイントとなる。低エネルギー食品として，ジャム，マーマレード，ドレッシングなどの利用も可能である。

b．一般食から炭水化物量や調味料の調整など栄養食事指導内容と一致するように献立を展開させる。

c．一般常食よりも低いエネルギー設定となるため 1,200 ～ 1,800 kcal を 200 kcal 程度の区分により差を設けることなど，きざみの設定が一般的である。エネルギー設定は各施設で協議・設定を行うが，食品や料理には誤差が生じるため，80 kcal 区分の細かい設定が適正かどうかは検討し設定する必要がある。

d．エネルギー制限食では，ボリューム感が減り食事時間が短くならないよう，噛み応えのある食品を活用し，咀嚼回数を増やす工夫をする。食物繊維の多いきのこ類，海藻類を活用した献立展開が有効である。

e．エネルギー制限食で 600 kcal 以下の超低エネルギー食設定は，必要なアミノ酸やビタミン，ミネラルの欠乏を最低限とするため，フォーミュラ食の利用が推奨されている。

ナトリウムコントロール食

f．指示食塩相当量に合うよう，献立の展開を行う。調味料を減塩調味料にすることもひとつだが，献立としておいしさを失わないように配慮する。

g．パンやめんは，食塩を多く含む主食となるので，多用は避ける。塩蔵品や加工品は，生鮮食品への展開を行うことで食塩相当量を下げる。漬物は，ピクルスやお浸し，酢の物への展開を考慮する。

h．ナトリウムコントロール食をおいしくするには，グルタミン酸，イノシン酸などを活用するため，だしを活かした料理を心がける。また，香辛料，香味野菜，酸味などを取り入れることも栄養教育の教材として必要である。

たんぱく質コントロール食

i．たんぱく源の食品を減らすだけでは不自然な献立となる場合もあるので，食事としての組み合わせ，食べやすさにも配慮する。治療用特殊食品として，低たんぱく食品やエネルギー強化食品も多数商品化されており，それらも活用しながら栄養食事指導時の参考献立として適切か，評価しつつ，よりよい献立を作成する。

j．エネルギー確保のために油脂を増やし，揚げ物などの調理法を多用するが，患者の嗜好や食べやすさを考慮し，揚げ物に限定されない調理法も検討する。

脂質コントロール食

k．一般食から展開する場合，調理法，使用食材の脂質含有量など変更点がある。脂質量は低い分粥食から展開させる方法もある。

l．肉類や魚類において使用食品を脂質含有量で限定する。脂質含有量 5% 以下，10% 以下として食品構成に明記する場合が多い。

その他

m．各施設，特定の疾病用献立は，すでに作成された常食，分粥食，治療食の献立から適応する献立，食材を広く活用し構成していく。例えば，がん治療中の食欲不振食などは，特定の形態や成分に捉われず構成する食種となる。

具体的な展開食の作成例1
（常食→全粥食→5分粥食→3分粥食）

<table>
<tr><td colspan="4" align="center">常　食</td></tr>
<tr><td>区分</td><td>料　理　名</td><td>食　品　名</td><td>1人分正味重量
(g)</td></tr>
<tr><td rowspan="8">朝食</td><td>ご飯</td><td>めし</td><td>200</td></tr>
<tr><td>味噌汁</td><td>たまねぎ/生わかめ/米甘みそ/だし</td><td>30/3/8/150</td></tr>
<tr><td>あじの干物焼</td><td>あじ干物</td><td>50</td></tr>
<tr><td>切干しだいこんの
炒め煮</td><td>切り干しだいこん/油揚げ/にんじん/さとう/
しょうゆ/だし</td><td>10/5/10/3/
4/3</td></tr>
<tr><td>お浸し</td><td>ほうれんそう/もやし/だし/しょうゆ</td><td>40/15/3/3</td></tr>
<tr><td>焼きのり</td><td>焼きのり</td><td>0.5</td></tr>
<tr><td>牛乳</td><td></td><td>200</td></tr>
<tr><td rowspan="5">昼食</td><td>ご飯</td><td>めし</td><td>200</td></tr>
<tr><td>金目煮魚
焼きねぎ添え</td><td>金目だい/しょうが/さとう/酒/しょうゆ/
長ねぎ</td><td>80/2/3/3/7/
30</td></tr>
<tr><td>れんこん炒め煮</td><td>れんこん/こんにゃく/唐辛子/だし/みりん/
しょうゆ/油</td><td>30/30/0.2/5/3/
4/3</td></tr>
<tr><td>二色浸し</td><td>かぶ/かぶの葉/だし/しょうゆ</td><td>50/10/5/3</td></tr>
<tr><td>果物</td><td>キウイフルーツ</td><td>50</td></tr>
<tr><td rowspan="6">夕食</td><td>ご飯</td><td>めし</td><td>200</td></tr>
<tr><td>スープ</td><td>キャベツ/春雨/にんじん
コンソメ/塩/こしょう</td><td>20/3/5
1/0.6/0.1</td></tr>
<tr><td>鶏肉のグリル
ケチャップソース
パスタ添え</td><td>鶏もも皮なし/ケチャップ/ウスターソース/
トマトピューレ/こしょう
スパゲティ/塩/こしょう/バター/パセリ</td><td>80/10/3/
5/0.1
10/0.3/0.1/5/1</td></tr>
<tr><td>なべしぎ</td><td>なす/ピーマン/豚もも肉/白みそ/さとう/酒/だし</td><td>60/15/20/6/3/2/5</td></tr>
<tr><td>きゅうりのしそ和え</td><td>きゅうり/ゆかり/しそ</td><td>25/0.1/0.5</td></tr>
<tr><td>果物</td><td>りんご</td><td>80</td></tr>
</table>

E 1836 kcal, P 79.0 g (17.2% E), F 37.5 g (18.6% E), C 321.3 g (64.2% E*)

Na 2853 mg	Fe 6.2 mg	VB$_2$ 1.01 mg
K 3286 mg	VA 492 μgRAE	VC 152 mg
Ca 539 mg	VB$_1$ 0.88 mg	Fib 24.2 g

E：エネルギー，P：たんぱく質，F：脂質，C：炭水化物，％E：％エネルギー
＊C％E＝100－(P％E＋F％E)

◎常食の展開　＊　　　（網かけ部分は，変更点）

区分	料　理　名	食　品　名	1人分正味重量 (g)
朝食	全粥	全粥	300
	あじの干物焼		常食と同じ
	切干しだいこんの炒め煮		常食と同じ
	お浸し		常食と同じ
	のり佃煮	のり佃煮	8
	牛乳		常食と同じ
昼食	全粥	全粥	300
	金目煮魚		常食と同じ
	ズッキーニ添え	ズッキーニ	30
	かぼちゃ含め煮	かぼちゃ/だし/さとう/しょうゆ	70/10/4/4
	二色浸し		常食と同じ
	果物		常食と同じ
夕食	全粥	全粥	300
	スープ		常食と同じ
	鶏肉のグリル ケチャップソース		常食と同じ
	パスタ添え		常食と同じ
	なべしぎ		常食と同じ
	きゅうりのしそ和え		常食と同じ
	果物		常食と同じ

E 1505 kcal, P 75.5 g（20.1% E）, F 33.9 g（20.3% E）, C 251.1 g（59.6% E）

Na 3019 mg　Fe　6.0 mg　　VB$_2$ 1.00 mg
K　3427 mg　VA　718 μgRAE　VC　169 mg
Ca　519 mg　VB$_1$ 0.87 mg　　Fib　17.3　g

全　粥　食

＊ ▓▓▓▓（網かけ部分は，変更点）

５分粥食

区分	料　理　名	食　品　名	1人分正味重量 (g)	備　考
朝食	５分粥 味噌汁（具なし） 温泉卵 だいこん炒め煮 お浸し のり佃煮 牛乳	５分粥 米甘みそ/だし 鶏卵 だいこん/油揚げ/にんじん/ さとう/しょうゆ/だし ほうれんそう/だし/しょうゆ	300 8/150 55 70/5/10 3/4/3 40/3/3	汁のみ 常食と同じ 全粥と同じ 常食と同じ
昼食	５分粥 金目煮魚 ズッキーニ添え かぼちゃ含め煮 かぶの浸し 果物	５分粥 かぶ/だし/しょうゆ	300 60/5/3	全粥と同じ 全粥と同じ 常食と同じ
夕食	５分粥 スープ（具なし） 鶏だんごのグリル ケチャップソース パスタ添え なべしぎ 梅干し 果物	５分粥 コンソメ/塩/こしょう 鶏もも挽き肉/たまねぎ/卵/小麦粉 なす/焼き麩/白みそ/さとう/酒/だし 梅干し りんご果汁	300 1/0.6/0.1 60/10/10/5 60/5/6/3/2/5 8 100	スープのみ 常食と同じ 調味料は常 食と同じ 常食と同じ

E 1233 kcal，P 60.8 g（19.7% E），F 37.4 g（27.8% E），C 183.7 g（52.5% E）

Na 2948 mg	Fe　8.5 mg	VB$_2$ 1.16 mg
K　2972 mg	VA 1054 μgRAE	VC　179 mg
Ca　633 mg	VB$_1$ 0.57 mg	Fib　16.3　g

＊　　　（網かけ部分は，変更点）

3 分粥食

区分	料　理　名	食　品　名	1人分正味重量 (g)	備　考
朝食	3分粥 味噌汁（具なし） 温泉卵 だいこん炒め煮 お浸し のり佃煮 牛乳	3分粥	300	 5分と同じ 5分と同じ 5分と同じ 5分と同じ 全粥と同じ 常食と同じ
昼食	3分粥 金目煮魚 ズッキーニ添え かぼちゃ含め煮 かぶの浸し 果物	3分粥 白桃缶	300 60	 全粥と同じ 全粥と同じ 5分と同じ
夕食	3分粥 スープ（具なし） 鶏だんごのグリル ケチャップソース パスタ添え なべしぎ 梅干し 果物	3分粥 鶏もも挽き肉/たまねぎ/卵/小麦粉	300 50/8/8/4	 5分と同じ 食材は5分と同じ 調味料は常食と同じ 常食と同じ 5分と同じ 5分と同じ 5分と同じ

E 1177 kcal，P 55.4 g（18.8% E），F 32.6 g（24.9% E），C 184.1 g（56.3% E）

Na 2821 mg　　Fe　8.0 mg　　　VB$_2$　1.12 mg
K　2704 mg　　VA 1036 μg RAE　VC　123 mg
Ca　584 mg　　VB$_1$ 0.57 mg　　Fib　14.3　g

具体的な展開食の作成例2
(常食→全粥食→エネルギーコントロール食(E 1,200 kcal)→ナトリウムコントロール食(食塩6g)→脂質コントロール食(20g)→たんぱく質コントロール食(40g)

	常　食		

	料　理　名	食　品　名	1人分正味重量 (g)
朝食	ご飯 味噌汁 厚焼き卵 ほうれんそうごま和え きゅうりぬか漬け 牛乳	めし キャベツ/生わかめ/米甘みそ/だし 鶏卵/だし/さとう/塩/油/オクラ ほうれんそう/いりごま/だし/さとう/しょうゆ きゅうり漬物ぬかみそ漬 	200 30/3/8/150 50/10/3/0.1/5/15 50/4/3/2/3 30 200
昼食	ご飯 さけムニエル タルタルソース・ブロッコリー添え 五目なます もやしカレー浸し 果物	めし さけ/小麦粉/こしょう/油 マヨネーズ/たまねぎ/鶏卵/塩/ブロッコリー だいこん/にんじん/きゅうり/油揚げ/ しらたき/だし/みりん/しょうゆ/ねりごま/酢 もやし/ピーマン/だし/しょうゆ/カレー粉 キウイフルーツ	200 70/5/0.1/3 8/5/5/0.2/30 40/7/20/5/ 20/10/4/4/6 50/6/5/3/0.1 80
夕食	ご飯 すまし汁 鶏肉から揚げ ベジタブル添え れんこんきんぴら チンゲンサイわさび和え 果物	めし 湯葉/みつば/しょうゆ/塩/だし 鶏もも肉/みりん/しょうゆ/かたくり粉/油/ ミックスベジタブル/塩/こしょう れんこん/にんじん/さとう/しょうゆ/だし/ 油/とうがらし チンゲンサイ/だし/しょうゆ/わさび みかん(L)	200 10/3/1/0.6/150 70/3/3/5/5/ 20/0.2/0.1 40/20/2/4/10/ 3/0.1 60/5/3/2 120

E 1950 kcal, P 75.0 g (15.4% E), F 54.7 g (25.2% E), C 312.2 g (59.4% E)

Na 2841 mg	Fe 7.8 mg	VB$_2$ 1.33mg	
K 3244 mg	VA 843 μgRAE	VC 234mg	
Ca 636 mg	VB$_1$ 0.99 mg	Fib 24.1 g	

＊　　　（網かけ部分は，変更点）

	料　理　名	食　品　名	1 人分正味重量 (g)	備　考
	全 粥 食			
朝食	全粥 味噌汁 厚焼き卵 ほうれんそうごま和え きゅうりぬか漬け 牛乳	全粥	300	常食と同じ 常食と同じ 常食と同じ 常食と同じ 常食と同じ
昼食	全粥 さけムニエル タルタルソース・ブロッコリー添え 五目なます もやしカレー浸し 果物	全粥	300	常食と同じ 常食と同じ 常食と同じ 常食と同じ 常食と同じ
夕食	全粥 すまし汁 鶏肉の照り焼き ベジタブル添え にんじんきんぴら チンゲンサイわさび和え 果物	全粥 鶏もも肉/みりん/しょうゆ/油 にんじん/さとう/だし/しょうゆ/油	300 70/2/3/3 50/2/10/4/2	常食と同じ ベジタブル添えは常食と同じ 常食と同じ 常食と同じ

E 1567 kcal, P 69.8 g (17.8% E), F 51.9 g (29.8% E), C 228.4 g (52.4% E)

Na 2908 mg	Fe 7.1 mg	VB$_2$ 1.31 mg	
K 3243 mg	VA 1419 μg RAE	VC 219 mg	
Ca 642 mg	VB$_1$ 0.98 mg	Fib 17.4 g	

＊ _____（網かけ部分は，変更点）

エネルギーコントロール食（E 1,200 kcal）

	料　理　名	食　品　名	1人分正味重量(g)	備　考
朝食	ご飯 味噌汁 厚焼き卵 ほうれんそう浸し きゅうりぬか漬け 牛乳	めし ほうれんそう/だし/しょうゆ	100 50/3/3	 常食と同じ 常食と同じ 常食と同じ 常食と同じ
昼食	ご飯 さけムニエル レモン・ブロッコリー添え なます もやしカレー浸し 果物	めし レモン だいこん/にんじん/きゅうり/しらたき/だし/みりん/しょうゆ/酢	100 20 50/7/30/20/10/2/4/6	 常食と同じ タルタルソース⇒レモンブロッコリーは常食と同じ 常食と同じ 常食と同じ
夕食	ご飯 すまし汁 鶏肉の照り焼きベジタブル添え にんじんきんぴら チンゲンサイわさび和え 果物	めし みかん（M）	100 100	 常食と同じ 全粥と同じ 全粥と同じ 常食と同じ

E 1176 kcal, P 59.7 g（20.3% E）, F 31.2 g（23.9% E）, C 182.2 g（55.8% E）

Na 2716 mg	Fe 6.1 mg	VB₂ 1.28 mg
K 2937 mg	VA 1031 μgRAE	VC 232 mg
Ca 538 mg	VB₁ 0.86 mg	Fib 19.8 g

*　　　　（網かけ部分は，変更点）

ナトリウムコントロール食（食塩６g）

	料　理　名	食　品　名	1人分正味重量 (g)	備　考
朝食	ご飯 味噌汁 1/2 厚焼き卵 ほうれんそうごま和え 味付けのり 牛乳	めし キャベツ/生わかめ/米甘みそ/だし 味付けのり	200 15/1.5/4/75 0.5	正味重量を 1/2 常食と同じ 常食と同じ 常食と同じ
昼食	ご飯 さけムニエル タルタルソース・ブロッコリー添え 五目なます もやしカレー浸し 果物	めし	200	 常食と同じ 常食と同じ 常食と同じ 常食と同じ 常食と同じ
夕食	ご飯 すまし汁 1/2 鶏肉から揚げ ベジタブル添え れんこんきんぴら チンゲンサイわさび和え 果物	めし 湯葉/みつば/しょうゆ/塩/だし	200 5/1.5/0.5/ 0.3/75	正味重量を 1/2 常食と同じ 常食と同じ 常食と同じ 常食と同じ

E 1917 kcal，P 72.6 g（15.1% E），F 53.9 g（25.3% E），C 307.5 g（59.6% E）

Na 1829 mg	Fe 7.4 mg	VB₂ 1.30 mg	
K 2918 mg	VA 848 μg RAE	VC 222 mg	
Ca 611 mg	VB₁ 0.88 mg	Fib 23.2 g	

* ▨▨▨▨（網かけ部分は，変更点）

脂質コントロール食（20g）

	料　理　名	食　品　名	1人分正味重量 （g）	備　考
朝 食	ご飯 味噌汁 温泉卵オクラ添え ほうれんそう浸し きゅうりぬか漬け ヨーグルト	 鶏卵/だし/みりん/しょうゆ/ オクラ ヨーグルト	 50/15/2/2/ 15 100	常食と同じ 常食と同じ E1,200と同じ 常食と同じ
昼 食	ご飯 さけ酒蒸し レモン・ブロッコリー 添え なます もやしカレー浸し 果物	めし さけ/酒/だし	200 70/5/5	 E1,200と同じ E1,200と同じ 常食と同じ 常食と同じ
夕 食	ご飯 すまし汁 鶏肉の照り焼き ベジタブル添え にんじんきんぴら風 チンゲンサイわさび和え 果物	 鶏むね肉皮なし/みりん/しょうゆ にんじん/さとう/だし/しょうゆ	 60/2/4 50/2/10/4	常食と同じ 常食と同じ ベジタブル添え は常食と同じ 常食と同じ 常食と同じ

E 1500 kcal，P 67.5 g，F 12.8 g，C 295.7 g

Na 2410 mg	Fe　6.3 mg	VB$_2$　1.12 mg
K　2882 mg	VA　975 μg RAE	VC　230 mg
Ca　448 mg	VB$_1$ 0.80 mg	Fib　24.1　g

*　　　（網かけ部分は，変更点）

たんぱく質コントロール食（40 g）

	料　理　名	食　品　名	1人分正味重量 (g)	備　考
朝食	ご飯 味噌汁 厚焼き卵 ほうれんそうごま和え 味付けのり Caせんべい	低たんぱくごはん Caせんべい	200 9.1	常食と同じ 常食と同じ 常食と同じ Naコントロール食と同じ
昼食	ご飯 さけ，ポテトムニエル タルタルソースブロッコリー添え 五目なます もやしカレー浸し 果物	低たんぱくごはん さけ/じゃがいも	200 40/50	その他材料は常食と同じ 常食と同じ 常食と同じ 常食と同じ
夕食	ご飯 すまし汁1/2 鶏肉から揚げ ベジタブル添え にんじんきんぴら風 チンゲンサイわさび和え 果物	低たんぱくごはん 鶏もも肉/みりん/しょうゆ/かたくり粉/油	200 50/3/3/6 /8	Naコントロール食と同じ ベジタブル添えは常食と同じ 脂質コントロール食と同じ 常食と同じ 常食と同じ

E 1928 kcal，P 38.5 g，F 57.0 g，C 327.4 g

Na 1871 mg	Fe 8.8 mg	VB$_2$ 0.90 mg	
K 2384 mg	VA 759 μg RAE	VC 205 mg	
Ca 568 mg	VB$_1$ 0.76 mg	Fib 18.0 g	

（4）献立評価

　食事基準，給与栄養目標量，食品構成の妥当性を評価する。

◎ 給与栄養目標量と実施給与栄養量の評価

　毎月の対象患者の年齢構成・性別により，一般常食の給与栄養目標量および食品構成を作成する。これにより作成した献立が，適正な給与栄養量で実施されたかを評価する。それぞれの施設で設定した治療食指針（食事基準）が食品構成・献立の基準となるが，対象患者の変化に対応し，適切な実施かどうかを確認するためには，定期的な評価が必要である。バラエティーに富んだ献立計画をすればするほど，エネルギー量の日間変動に比べ各種栄養素の日間変動は大きくなる。しかし管理栄養士が食品構成に従って計画する場合は，1週間程度の平均が食品構成および給与栄養目標量を満たすことが望ましい。

　また，患者の病態の安定や検査値の推移により，適切な食事基準であるか，適切な献立であるか，適切な食事選択が指示されているか，検証をする必要がある。

◎ 患者の満足度・喫食量評価

ａ．嗜好調査

　定期的な嗜好調査を実施することで患者の嗜好を把握し，献立に反映させることで，患者の喫食率が向上する。嗜好調査は，全体評価の他，具体的な料理評価，味の好み，希望する料理等を把握する。

ｂ．残食調査

　個々の喫食状況，残食の状況は診療録に記載され，栄養評価の基礎情報とされる。加えて全体の残食を調査し献立を評価することで，よりよい献立へと改善していくことにつながる。喫食率の低い献立および料理については，変更をする。

ｃ．検食

　検食は，配膳前に食事提供の適正を評価するために，病院管理検食，医学管理検食，栄養管理検食等が実施されている。管理者や医師による献立への意見も参考とし献立計画に反映させる。

第4章　栄養・食事計画の実践

概　要

　これまで，第1章では総論として栄養管理プロセスについて，第2章では栄養介入に必要な知識として，摂食嚥下にかかわる知識，生活自立度などを学び，栄養補給法を理解してきた。また，第3章では，栄養補給法の決定による食品構成作成から献立展開を学んできている。

　次に，第4章として，さまざまな症例に対する栄養診断（栄養状態の判定）に基づく「栄養介入・食事計画」を実践して学ぶ。

　ここでは，傷病者，要介護者に対して適切な栄養診断（栄養状態の判定）を行い，栄養・食事計画を立案する。とくに，栄養・食事計画では，患者を総合的・全人的に理解し栄養・食事計画を立案することが重要である。

　そこで，"基本症例"では，栄養診断（栄養状態の判定）から栄養・食事計画（食品構成）までの流れを示した。また，"実習症例"においては，その症例に基づき栄養診断（栄養状態の判定）から栄養・食事計画（食品構成）までの流れを作成してみる構成となっている。

1. 基本症例

　症例のアセスメントデータの抽出から栄養診断（栄養状態の判定）を行い，考えられる栄養診断コードをあげた。そのうち，今一番介入しなくてはいけないと考えた（下線を引いてある）1つの栄養診断コードを例として栄養介入計画，食品構成の作成までの過程をていねいに示した。また，栄養・食事計画における目標数値は，疾患ガイドライン等をもとに患者の生活背景を考慮した初期の目標として設定した。目標値はモニタリングにより変更することが必要である。

2. 実習症例

　基本症例を参考に，症例のアセスメントデータの抽出から各自で考えられる栄養診断コードをあげ，PES報告を考える。また，PES報告をもとに栄養介入計画を考え，食品構成を作成し，対象者の特性に合わせて治療食を調整，実践してみよう。

　これらを通して，さまざまな病態に応じた栄養管理，さらに栄養介入計画について，各自が考えて実践することが対象者に対する栄養管理の理解につながる。

　実習症例の模範記述は示していない。学生間でディスカッションして担当教員から意見をもらうことを実践してほしい。これにより問題解決力や応用力が高まると考えている。

1-1. 小児1型糖尿病 [基本症例]

症　例

10歳，男児，小学4年生。5人家族（父，母，姉12歳，弟7歳）

主　訴

血糖コントロール不良。運動時の低血糖。
　小3より地域の少年サッカーチームに入団し，平日の夜2時間（週2回）と週末の午前2時間練習に参加している。練習前にはおにぎりやパンなどの補食をとっているが，補食を忘れると練習中に低血糖を起こすことがある。その場合は，スポーツドリンクと補食（カロリーメイトなど）をとって少し休む。症状が改善したら練習に加わるようにしている。

既往歴

なし

現病歴

4歳で発症。本人と母親は栄養士による栄養指導を受けたことがない。
　インスリン注射は，超速効型：朝4単位，昼4単位，夕8単位，持効型：就寝前8単位。
　毎年夏に3泊4日の小児1型糖尿病サマーキャンプに参加している。カーボカウントを主治医よりすすめられており，興味を示している。
　家族に糖尿病はいない。

身体所見

身長：140cm，体重：35kg，肥満度：− 2.2%

検査所見

ヘモグロビンA1c（HbA1c）　9.4%　　空腹時血糖値（FPG）　284mg/dL

生活および栄養・食事摂取状況

食事：家族5人暮らし（父，母，姉12歳，弟7歳）。主食は米飯200g程度を目安に食べるようにしているが，特に計量はしていない。足りない時はおかわりをしている。朝食は，ご飯にふりかけと味噌汁。昼食は学校の給食を残さず食べている。夕方17時ごろになると，お腹が空いて，パンやご飯に焼き肉のたれをかけて食べたり牛乳を飲む。サッカーの練習がある日の夕食は21時ごろで，練習のない日は19時ごろに家族と食べる。肉が好きで，嫌いな魚や野菜は夕食では残してしまう。
1日エネルギー・栄養素摂取量：〈食事〉2,140kcal，たんぱく質63g，炭水化物320g
　　　　　　　　　　　　　　　〈間食〉　360kcal，たんぱく質12g，炭水化物　60g
活動：週3回サッカーの練習。練習のない日は家でテレビゲームをしていることが多い。

● 疾患の理解

　1 型糖尿病は，膵ランゲルハンス島 β 細胞が破壊され，インスリン分泌の絶対的不足が起こることによって発症する。小児・思春期の場合の 1 型糖尿病の治療目標は，① 健康な小児と同等の生活の質を保つこと，② 糖尿病合併症の発症・増悪を防ぐこと，③ 健康な小児と変わらない寿命をまっとうすることである。糖尿病合併症の発症・増悪を防ぐためには，血糖管理が最も重要である[1]。したがって 1 型糖尿病の治療の基本は，不足するインスリンを注射で十分補うことによって血糖のコントロールを良好に保つことであり，各食前の追加インスリンと，1 日 1 ～ 2 回の基礎インスリン注射を必要とする強化インスリン療法である。特に小児・思春期 1 型糖尿病においては，個々の患者の普段の食習慣や運動習慣，身体活動強度とインスリン治療をうまく組み合わせることが重要である。食事療法の基本は，正常な発育のために必要十分なエネルギーの摂取，良好な血糖コントロールの維持，そして重症低血糖を起こさないようにすることである[2]。

　本症例は，HbA1c 9.4％，空腹時血糖値 284 mg/dL と血糖コントロール不良であり，食事内容や間食が米飯やパンなどの炭水化物中心となっており，成長に必要なたんぱく質摂取量が少ない。偏食傾向もみられるので，魚類や野菜類などバランスよく摂取できるように食育も必要である。血糖コントロールには，食事の炭水化物量に応じて追加インスリン注射量を調節するカーボカウントを取り入れることも有効である。

> 　カーボカウントは，炭水化物摂取量に見合ったインスリン調整法の 1 つであり，炭水化物 10 g を「1 カーボ」とカウントする。インスリン必要量はインスリンカーボ比とインスリン効果値によって決定する。
> 　インスリンカーボ比は，1 カーボの炭水化物に対して必要な超速効型インスリンの量を表す。1 日総インスリン量 ÷ 50 で求める（50 ルール）。例えば，この症例では，1 日総インスリン量は 24 単位なので，インスリンカーボ比 ＝ 24 ÷ 50 ≒ 0.5 と計算される。
> 　インスリン効果値は，1 単位の超速効型インスリンで低下する血糖値を表す。1,800 ÷ 1 日総インスリン量で求める（1800 ルール）。この症例では，インスリン効果値 ＝ 1,800 ÷ 24 ＝ 75 と計算される。
> 　1 食分のカーボが 10 カーボの場合，インスリンカーボ比が 0.5 であれば，超速効型インスリンは 5 単位必要である。また食前の血糖値を 150 mg/dL と決めている場合，自己血糖測定で食前血糖値が 225 mg/dL であれば 75 mg/dL 下げたいので 1 単位インスリン量を増やす。したがって，この場合食前に打つ超速効型インスリンは 6 単位と求められる。ただし，あくまで目安であり，実際にはこれらの式で計算される値と違う場合はよくあるため，ルールにこだわらないことも大切である。

1. 問題となる栄養アセスメントデータの抽出

項目（領域）	問題となる栄養アセスメントデータ
食物・栄養に関連した履歴	1 日エネルギー・栄養素摂取量は，食事（2,140 kcal，たんぱく質 63 g，炭水化物 320 g），間食（360 kcal，たんぱく質 12 g，炭水化物 60 g）で，食事と間食を合わせてエネルギー 2,500 kcal，たんぱく質 75 g，炭水化物 380 g。肉を好み，魚と野菜は嫌いで残す。お腹が空くと 17 時ごろにパンやご飯を食べる。
身体計測	身長：140 cm，体重：35 kg，肥満度：－ 2.2％
生化学データ，臨床検査と手順	ヘモグロビン A1c（HbA1c）：9.4％，空腹時血糖値（FPG）：284 mg/dL
栄養に焦点を当てた身体所見	サッカーの練習中に低血糖を起こすことがある。
個人履歴	4 歳発症 1 型糖尿病。インスリン自己注射（超速効型：朝 4，昼 4，夕 8 単位，持効型：就寝前 8 単位）

2．栄養診断（栄養状態の判定）

○主要な栄養診断コードから考えられる栄養診断コードをあげる。

NI-5.8.2 炭水化物摂取量過剰，NI-5.5 栄養素摂取のインバランス，

NB-1.1 食物・栄養関連の知識不足

3．PES 報告

○栄養診断コードごとに栄養状態判定（栄養診断）の根拠を，栄養アセスメントの内容を参考にしながら記載する。

HbA1c 9.4％，空腹時血糖値（FPG）284 mg/dL と血糖コントロール不良で，運動時には低血糖も起こしていることを根拠として，食事摂取と血糖コントロールについての関係についての理解不十分が原因となった，炭水化物摂取量過剰である。

4．栄養介入計画の作成

Mx）HbA1c，空腹時血糖値

Rx）日本人の食事摂取基準に基づき，エネルギー推奨量 2,300 kcal/日に設定。カーボカウントを導入し，摂取した炭水化物量に見合ったインスリン自己注射を行う。

Ex）成長に必要な栄養素を理解し，好き嫌いなく摂取できるように指導する。カーボカウントについて理解する。

5．栄養・食事計画（食品構成）の作成
（1）栄養・食事計画におけるポイント

① **栄養補給法** → 経口摂取

② **食 形 態** → 常食形態

③ **そ の 他** → 糖尿病食事療法のための食品交換表による単位配分

指示エネルギー量　2,300 kcal　＝　29 単位

	合計	表1	表2	表3	表4	表5	表6	調味料
1日	29	15	1	7.5	1.5	2	1.2	0.8
朝食		5		2.5			0.4	
昼食		5	1	2.5	1.5	2	0.4	0.8
夕食		5		2.5			0.4	
間食		−		−		−	−	−

(2) 栄養基準と食品構成

〔給与栄養目標量〕	エネルギー (kcal)	たんぱく質 (g)	脂 質 (g)	炭水化物 (g)	食塩相当量 (g)	食物繊維総量 (g)
	2,300	80	70	340	6.0	13

食品構成表

食 品 群		純使用量 (g)	エネルギー (kcal)	たんぱく質 (g)	脂 質 (g)	炭水化物 (g)	ナトリウム (mg)	食物繊維総量 (g)
穀 類	米	310	1060	18.9	2.8	241	3	1.6
	パ ン 類	17	48	1.5	1.1	8	84	0.5
	め ん 類	17	45	1.3	0.2	10	122	0.7
	その他の穀類	2	7	0.2	0.0	1	2	0.0
い も 類	いも・生	60	43	1.1	0.1	12	4	3.7
	こんにゃく類	10	1	0.0	0.0	0	1	0.3
砂 糖 類		10	38	0.0	0.0	10	0	0.0
大　豆 大豆製品	豆腐・大豆製品	60	92	7.9	6.5	3	23	1.6
	その他の豆類	10	24	1.2	0.2	5	4	1.4
種 実 類		10	61	2.0	5.4	2	9	1.0
野 菜 類	緑黄色野菜	120	28	2.5	0.4	6	24	3.5
	その他の野菜	240	53	3.1	0.2	13	19	4.6
	野菜漬け物	-	-	-	-	-	-	-
果 物 類	柑 橘 類	100	47	0.8	0.2	12	2	1.4
	その他の果物	100	56	0.7	0.2	15	1	1.2
	加糖加工品	-	-	-	-	-	-	-
きのこ類		10	5	0.4	0.1	1	1	0.9
藻 類		10	18	2.3	0.2	3	150	2.2
魚 介 類	生	60	83	11.6	4.6	0	69	0.0
	塩，生干し，乾燥	5	8	1.2	0.4	0	48	0.0
	水産練り製品	10	11	1.2	0.2	1	83	0.0
肉 類	生	60	125	11.4	9.2	0	27	0.0
	加 工 品	10	23	1.5	1.9	0	90	0.0
卵 類		50	70	6.0	5.1	0	84	0.0
乳・乳製品		200	178	9.6	12.8	9	228	0.0
油 脂 類		15	130	0.0	14.7	0	9	0.0
調味料・ 香辛料類	調味料類	15	28	0.6	1.7	3	486	0.1
	食 塩	3	0	0.0	0.0	0	1170	0.0
合　　　計			2282	86.9	68.1	353.4	2743	24.6

食塩相当量　7.0 g

〔栄養素比率〕　穀類エネルギー比　　　　51%
　　　　　　　　たんぱく質エネルギー比　15%
　　　　　　　　脂質エネルギー比　　　　27%
　　　　　　　　炭水化物エネルギー比　　62%
　　　　　　　　動物性たんぱく質比　　　49%

1-2.　2 型糖尿病 ［基本症例］

症　例

56 歳，女性，事務職。家族 5 人暮らし（夫，息子 28 歳，義父，義母）

主　訴

全身倦怠感，口渇，多飲，多尿，裸足でも靴下を履いているような感覚がする。血糖コントロールの不良。足裏に画びょうが刺さっていることに気づかず化膿したことがある。

既　往　歴

28 歳で出産。妊娠糖尿病と診断されたが，出産後に血糖値は正常化した。
49 歳より 2 型糖尿病（DPP-4 阻害薬，SGLT2 阻害薬）
55 歳より脂質異常症

現　病　歴

　49 歳で 2 型糖尿病を指摘され，栄養指導を受けたが実行に移せなかった。その時，主治医に「もう一生甘いものは食べてはいけないよ」と言われ，絶望的な気分になった。
　若いころからママさんバレーをしていたが，40 歳ごろより仕事が忙しくなりやめてしまった。それ以来ほとんど運動はせず，体重は徐々に増加した。

身　体　所　見

身長：150 cm，体重：57 kg［20 歳時：45 kg，30 歳時：48 kg，現在：57 kg（最大）］
BMI：25.3 kg/m^2，腹囲：78 cm

検　査　所　見

空腹時血糖値（FPG）	143 mg/dL	ヘモグロビン A1c（HbA1c）	7.5%
AST（GOT）	47 U/L	ALT（GPT）	76 U/L
γ GTP（γ GT）	42 U/L	中性脂肪（TG）	225 mg/dL
総コレステロール（TC）	243 mg/dL	HDL コレステロール（HDL-C）	50 mg/dL
LDL コレステロール（LDL-C）	140 mg/dL	尿素窒素（BUN）	16.5 mg/dL
クレアチニン（Cr）	1.1 mg/dL	尿酸（UA）	4.7 mg/dL
血圧	138/85 mmHg	尿糖	（2 ＋）
食後 2 時間血糖値	182 mg/dL	尿タンパク	（±）

生活および栄養・食事摂取状況

食事：家族 5 人暮らし（夫，息子 28 歳，義父，義母）。朝は忙しく，時々欠食する。食べてもおにぎり 1 個程度。昼食は，冷凍食品や前日の残りを詰めて，弁当を持っていくが野菜は少ない。間食は，毎日 15 時の休憩で仲間と甘いものを食べるのが楽しみ。夕食前に空腹を我慢できず，菓子パンを食べてしまう。夕食は，揚げ物が多く，夕食の時だけ野菜料理を作るがあまり多くない。夕食後には，果物を毎日食べている。
1 日エネルギー・栄養素摂取量：〈食事〉1,700 kcal，たんぱく質 55 g
　　　　　　　　　　　　　　　　〈間食〉　 600 kcal，たんぱく質 15 g

飲酒：なし
喫煙：なし
活動：通勤時の徒歩 20 分程度

● 疾患の理解

　2型糖尿病は，インスリン分泌低下やインスリン抵抗性による慢性の高血糖状態を主徴とする代謝疾患群である。慢性的に続く高血糖や代謝異常は，網膜・腎の細小血管症および動脈硬化症を起こし進展させ，さらに神経障害，白内障などの合併症も起こし，患者の生活の質（QOL）を著しく低下させる。したがって，糖尿病の治療の目標は，これらの合併症の発症や進展を予防することであり，そのために食事療法，運動療法，必要に応じて血糖値，体重，血圧，血清脂質の良好なコントロール維持のために薬物療法を行うことが重要である。

　本症例は，BMI 25.3 kg/m^{2}であり肥満（1度）と判定される。空腹時血糖値（FPG）143 mg/dL，HbA1c 7.5%と血糖コントロールはやや不良。また，TG 225 mg/dL，LDL-C 140 mg/dLと脂質異常症もみられる。さらに，間食が多く，エネルギー過剰摂取が推測される。まずは3～5%の減量を目標にし，血糖コントロールの改善を目指す。

1. 問題となる栄養アセスメントデータの抽出

項目（領域）	問題となる栄養アセスメントデータ
食物・栄養に関連した履歴	1日エネルギー・栄養素摂取量は，食事（1,700 kcal，たんぱく質55 g），間食（600 kcal，たんぱく質15 g）で，食事と間食を合わせてエネルギー 2,300 kcal，たんぱく質70 g。 朝は忙しいため欠食またはおにぎりのみ。夕食は揚げ物多く野菜不足。毎日の間食と夕食後の果物の摂取量が多いが，それが楽しみだという。
身体計測	身長：150 cm，体重：57 kg，（20歳：45 kg，現在最大体重） BMI：25.3 kg/m^2，IBW（標準体重）：49.5 kg
生化学データ，臨床検査と手順	空腹時血糖値（FPG）：143 mg/dL，食後2時間血糖値：182 mg/dL，ヘモグロビンA1c（HbA1c）：7.5%，総コレステロール（TC）：243 mg/dL，中性脂肪（TG）：225 mg/dL，LDLコレステロール（LDL-C）：140 mg/dL 血圧 138/85 mmHg 尿糖：(2＋)
栄養に焦点を当てた身体所見	全身倦怠感，口渇，多飲，多尿
個人履歴	49歳より糖尿病（DPP-4阻害剤，SGLT2阻害剤） 55歳より脂質異常症

2. 栄養診断（栄養状態の判定）

　○主要な栄養診断コードから考えられる栄養診断コードをあげる。

　　NI-1.3 エネルギー摂取量過剰，NI-2.2 経口摂取量過剰，

　　NB-1.1 食物・栄養関連の知識不足

3. PES報告

　○栄養診断コードごとに，栄養診断（栄養状態の判定）の根拠を，栄養アセスメントの内容を参考にしながら記載する。

　BMI 25.3 kg/m^2，間食による摂取量過剰および空腹時血糖値（FPG）143 mg/dL，HbA1c 7.5%と血糖コントロール不良の根拠に基づき，食欲に任せて摂取する食物・栄養摂取に関連した知識不足が原因となった，エネルギー摂取量過剰である。

4. 栄養介入計画の作成

Mx）体重，BMI，FPG，CPG（随時血糖値），HbA1c，食事と間食の摂取量と摂取内容

Rx）食事療法 1,500 kcal/ 日（IBW 50 kg × 30 kcal/kg），たんぱく質 60 g，減量目標 52 kg（− 5 kg/2 〜 3 か月，BMI 23 kg/m²）。1 日の間食は 200 kcal，週 3 回までとし，夕食の果物も 1 単位までの摂取とする。

Ex）夕食過多と野菜不足改善をして，3 食の食事量や内容のバランスを是正する。間食のとり方のルールを決める。

5. 栄養・食事計画（食品構成）の作成

（1）栄養・食事計画におけるポイント

① 栄養補給法　→　経口摂取

② 食 形 態　→　常食形態

③ そ の 他　→　糖尿病食事療法のための食品交換表による単位配分

指示エネルギー量　1,500 kcal　=　19 単位

	合 計	表 1	表 2	表 3	表 4	表 5	表 6	調味料
1 日	19	9	1	4.5	1.5	1	1.2	0.8
朝 食		3		1.5			0.4	
昼 食		3	1	1.5	1.5	1	0.4	0.8
夕 食		3		1.5			0.4	
間 食		−		−	−	−	−	−

(2) 栄養基準と食品構成

〔給与栄養目標量〕	エネルギー (kcal)	たんぱく質 (g)	脂 質 (g)	炭水化物量 (g)	食塩相当量 (g)	食物繊維総量 (g)
	1,500	60	40	220	6.0	18

食品構成表

食 品 群		純使用量 (g)	エネルギー (kcal)	たんぱく質 (g)	脂 質 (g)	炭水化物 (g)	ナトリウム (mg)	食物繊維総量 (g)
穀 類	米	180	616	11.0	1.6	139.7	2	0.9
	パ ン 類	13	37	1.1	0.9	6.3	64	0.4
	め ん 類	13	34	1.0	0.1	7.5	93	0.6
	その他の穀類	1	3	0.1	0.0	0.7	1	0.0
い も 類	いも・生	30	22	0.5	0.1	5.9	2	1.8
	こんにゃく類	10	1	0.0	0.0	0.3	1	0.3
砂 糖 類		10	38	0.0	0.0	9.7	0	0.0
大 豆 大豆製品	豆腐・大豆製品	40	62	5.2	4.3	1.7	16	1.0
	その他の豆類	10	24	1.2	0.2	4.9	4	1.4
種 実 類		5	31	1.0	2.7	1.0	5	0.5
野 菜 類	緑黄色野菜	120	28	2.5	0.4	5.6	24	3.5
	その他の野菜	240	53	3.1	0.2	12.7	19	4.6
	野菜漬け物	–	–	–	–	–	–	–
果 物 類	柑 橘 類	100	47	0.8	0.2	11.5	2	1.4
	その他の果物	100	56	0.7	0.2	14.6	1	1.2
	加糖加工品	–	–	–	–	–	–	–
き の こ 類		10	5	0.4	0.1	1.2	1	0.9
藻 類		10	18	2.3	0.2	2.8	150	2.2
魚 介 類	生	50	70	9.7	3.9	0.2	58	0.0
	塩, 生干し, 乾燥	5	8	1.2	0.4	0.1	48	0.0
	水産練り製品	5	5	0.6	0.1	0.6	41	0.0
肉 類	生	40	84	7.6	6.2	0.0	18	0.0
	加 工 品	5	12	0.8	0.9	0.1	45	0.0
卵 類		40	56	4.8	4.0	0.3	67	0.0
乳・乳製品		180	160	8.6	11.5	8.3	205	0.0
油 脂 類		5	43	0.0	4.9	0.0	3	0.0
調味料・ 香辛料類	調味料類	10	19	0.4	1.1	1.7	324	0.1
	食 塩	3	0	0.0	0.0	0.0	1170	0.0
合 計			1528	64.6	44.2	237.3	2363	20.7

食塩相当量　6.0 g

〔栄養素比率〕　穀類エネルギー比　　　45%
たんぱく質エネルギー比　17%
脂質エネルギー比　　　26%
炭水化物エネルギー比　62%
動物性たんぱく質比　　51%

1-3.　2 型糖尿病 ［実習症例］

症　　例

　46 歳，男性，会社員。家族 4 人暮らし（妻，息子 19 歳，娘 16 歳）

主　　訴

　定期健診で体重増加と血糖コントロール不良で栄養食事指導の再指導を受けることになった（体重 2 kg 増加，HbA1c 7.8％）。体重増加の他，自覚症状はなし。

既 往 歴

　44 歳より 2 型糖尿病（服薬なし）

現 病 歴

　2 年前に 2 型糖尿病と診断され，妻と食事指導を受ける。その後 1 年かけて食事療法と運動療法で 5 kg 減量し，HbA1c 6.5％まで改善した。数か月前に部署が異動し，残業が増えて勤務時間も不規則になった。それに伴って食事時間や食事内容が乱れ，体重も少しずつ増加し，血糖コントロールも悪化した。
　母親が 2 型糖尿病。

身 体 所 見

　身長：175 cm，体重：80 kg（20 歳時：64 kg，30 歳時：71 kg，40 歳時：83 kg）
　BMI 26.1 kg/m²，腹囲：93 cm

検 査 所 見

空腹時血糖値（FPG）	166 mg/dL	食後 2 時間血糖値	284 mg/dL
ヘモグロビン A1c（HbA1c）	8.1％	中性脂肪（TG）	170 mg/dL
HDL コレステロール（HDL-C）	38 mg/dL	LDL コレステロール（LDL-C）	160 mg/dL
AST（GOT）	25 U/L	ALT（GPT）	32 U/L
γ GTP（γGT）	51 U/L	尿素窒素（BUN）	20 mg/dL
クレアチニン（Cr）	1.1 mg/dL	尿酸（UA）	5.1 mg/dL

生活および栄養・食事摂取状況

食事：家族 4 人暮らし（妻，息子 19 歳，娘 16 歳）。朝は出勤時間ぎりぎりまで寝ていることが多く，朝食はブラックコーヒー 1 杯か，欠食しがちである。昼食は，コンビニ弁当または菓子パンと牛乳ですませている。夕食は帰宅時間が遅く 22 時以降になることが多い。用意されたおかずを肴に缶ビール 500 mL を飲み，最後に茶碗 1 杯のご飯を納豆で食べる。夕食後はすぐに寝てしまう。仕事中は缶コーヒー（加糖）などをよく飲み，残業も多く仕事のストレス解消に毎日の晩酌は欠かせない。

1 日エネルギー・栄養素摂取量：〈食事〉1,800 kcal，たんぱく質 85 g，脂質 60 g
　　　　　　　　　　　　　　　〈間食〉　 126 kcal，アルコール 200 kcal

飲酒：毎日ビール 500 mL
喫煙：1 日 20 本
活動：1 日の歩数 3,000 歩未満，その他の運動習慣はなし

1. 問題となる栄養アセスメントデータの抽出

項目（領域）	問題となる栄養アセスメントデータ
食物・栄養に関連した履歴	1日エネルギー・栄養素摂取量は，食事（1,800 kcal，たんぱく質85 g，脂質60 g），缶コーヒー（126 kcal），ビール（200 kcal）で，食事と嗜好品を合わせてエネルギー2,126 kcal，たんぱく質85 g，脂質60 g。朝食欠食，昼食コンビニ，夕食は遅い時間に晩酌。野菜摂取量不足。アルコールはストレス解消。
身体計測	身長：175 cm，体重：80 kg（20歳時：64 kg，30歳時：71 kg，40歳時：83 kg），BMI：26.1 kg/m^2，IBW：67.4 kg
生化学データ，臨床検査と手順	ヘモグロビンA1c（HbA1c）：8.1%，空腹時血糖値（FPG）：166 mg/dL，食後2時間血糖値：284 mg/dL 中性脂肪（TG）：170 mg/dL，HDLコレステロール（HDL-C）：38 mg/dL，LDLコレステロール（LDL-C）：160 mg/dL
栄養に焦点を当てた身体所見	体重増加
個人履歴	2年前に2型糖尿病と診断された。

2. 栄養診断（栄養状態の判定）

○主要な栄養診断コードから考えられる栄養診断コードをあげる。

3. PES報告

○栄養診断コードごとに栄養診断（栄養状態の判定）の根拠を，栄養アセスメントの内容を参考にしながら記載する。

4. 栄養介入計画の作成

Mx）

Rx）

Ex）

5. 栄養・食事計画（食品構成）の作成

（1）栄養・食事計画におけるポイント

① 栄養補給法　→

② 食 形 態　→

③ そ の 他　→

（2）食品構成

2-1. 脂質異常症［基本症例］

症　例

50歳，男性，サラリーマン（団体職員），家族2人暮らし（妻）

主　訴

仕事が多忙になると，アルコール量が増える（ビール350 mL×3本）。仕事の都合で夕食は21～22時になる。週の半分は朝食欠食。母親が高血圧症，祖母は脳血管疾患で死亡。

既往歴

36歳：高血圧症（ループ利尿薬，カルシウム拮抗薬，α1遮断薬）
45歳：脂肪肝

現病歴

30歳代は，スポーツクラブに通ったり，運動をする機会があったが，仕事が多忙になるにつれ，定期的な運動はできなくなった。血圧は，安定している。20歳時からの体重増が10 kg以上を超え，人間ドックで血清脂質の異常を指摘されて，受診となった。

身体所見

身長：170 cm，体重：70 kg（20歳時：59 kg），BMI：24.2 kg/m²，腹囲83.0 cm

検査所見

アルブミン（Alb）	4.4 g/dL	ヘモグロビン（Hb）	15.7 g/dL
クレアチニン（Cr）	0.8 mg/dL	尿素窒素（BUN）	13 mg/dL
AST（GOP）	31 U/L	ALT（GPT）	33 U/L
γGTP（γGT）	75 U/L	総コレステロール（TC）	263 mg/dL
LDLコレステロール（LDL-C）	170 mg/dL	HDLコレステロール（HDL-C）	50 mg/dL
中性脂肪（TG）（空腹時）	215 mg/dL	尿酸（UA）	7.0 mg/dL
空腹時血糖値（FPG）	89 mg/dL	ヘモグロビンA1c（HbA1c）	5.5%
血圧	126/76 mmHg		

生活および栄養・食事摂取状況

食事：家族は妻と2人暮らし。朝食は週の半分は欠食，昼食は外食，夕食も週に1～2回外食。朝食は，菓子パン，果汁100％ジュース，飲むヨーグルト（加糖）など。昼食は定食タイプで，和洋中偏らずに選ぶようにしている。夕食は，21～22時前後，魚や肉のおかずに野菜のおかず2品以上。主食はとらない。飲酒は4～5回／週（仕事で飲む機会も多く，自宅でも晩酌）。
1日エネルギー・栄養素摂取量：〈食事〉2,000～2,200 kcal，たんぱく質90～100 g
　　　　　　　　　　　　　　　〈アルコール〉280～410 kcal/回，35～52 g/回
飲酒：4～5回／週，ビール350 mL×3本，あるいはビール大瓶1本に日本酒1～2合。
喫煙：なし
活動：運動することは好きであるが，仕事が忙しく時間がとれない。最近は週に1，2日，夜30～40分散歩するようにしている。

● 疾患の理解

　脂質異常症は，血清 LDL コレステロール，non-HDL コレステロール，トリグリセライド（TG）が異常に高値，HDL コレステロールが異常に低値となった病態で，冠動脈疾患や脳梗塞などの動脈硬化性疾患の原因となる。（以下，日本動脈硬化学会 編：動脈硬化性疾患予防ガイドライン 2022 年版．日本動脈硬化学会，2022 より）

脂質異常症診断基準

LDL コレステロール	140 mg/dL 以上	高 LDL コレステロール血症
	120 ～ 139 mg/dL	境界域高 LDL コレステロール血症**
HDL コレステロール	40 mg/dL 未満	低 HDL コレステロール血症
トリグリセライド	150 mg/dL 以上（空腹時採血*）	高トリグリセライド血症
	175 mg/dL 以上（随時採血*）	
Non-HDL コレステロール	170 mg/dL 以上	高 non-HDL コレステロール血症
	150 ～ 169 mg/dL	境界域高 non-HDL コレステロール血症**

＊：基本的に 10 時間以上の絶食を「空腹時」とする。ただし水やお茶などカロリーのない水分の摂取は可とする。空腹時であることが確認できない場合を「随時」とする。

＊＊：スクリーニングで境界域高 LDL-C 血症，境界域高 non-HDL-C 血症を示した場合は，高リスク病態がないか検討し，治療の必要性を考慮する。

・LDL-C は Friedewald 式（TC － HDL-C － TG/5）（ただし空腹時採血の場合のみ）。または直接法で求める。

・TG が 400 mg/dL や随時採血の場合は non-HDL-C（＝TC － HDL-C）か LDL-C 直接法を使用する。ただしスクリーニングで non-HDL-C を用いる時は，高 TG 血症を伴わない場合は LDL-C との差が＋ 30 mg/dL より小さくなる可能性を念頭においてリスクを評価する。

・TG の基準値は空腹時採血と随時採血により異なる。

・HDL-C は単独では薬物介入の対象とはならない。

動脈硬化性疾患予防のための食事療法

1. 過食に注意し，適正な体重を維持する

   ・総エネルギー摂取量(kcal/日) は，一般に目標とする体重(kg)＊×身体活動量(軽い労作で 25 ～ 30，普通の労作で 30 ～ 35，重い労作で 35 ～) を目指す

2. 肉の脂身，動物脂，加工肉，鶏卵の大量摂取を控える

3. 魚の摂取を増やし，低脂肪乳製品を摂取する

   ・脂肪エネルギー比率を 20 ～ 25％，飽和脂肪酸エネルギー比率を 7％未満，コレステロール摂取量を 200 mg/日未満に抑える

   ・n-3 系多価不飽和脂肪酸の摂取を増やす

   ・トランス脂肪酸の摂取を控える

4. 未精製穀類，緑黄色野菜を含めた野菜，海藻，大豆および大豆製品，ナッツ類の摂取量を増やす

   ・炭水化物エネルギー比率を 50 ～ 60％とし，食物繊維は 25 g/日以上の摂取を目標とする

5. 糖質含有量の少ない果物を適度に摂取し，果糖を含む加工食品の大量摂取を控える

6. アルコールの過剰摂取を控え，25 g/日以下に抑える

7. 食塩の摂取は 6 g/日未満を目標にする

＊ 18 歳から 49 歳：[身長(m)]^2 × 18.5 ～ 24.9 kg/m^2，50 歳から 64 歳：[身長(m)]^2 × 20.0 ～ 24.9 kg/m^2，65 歳から 74 歳：[身長(m)]^2 × 21.5 ～ 24.9 kg/m^2，75 歳以上：[身長(m)]^2 × 21.5 ～ 24.9 kg/m^2 とする

1. 問題となる栄養アセスメントデータの抽出

項目（領域）	問題となる栄養アセスメントデータ
食物・栄養に関連した履歴	1日エネルギー・栄養素摂取量は食事（2,000〜2,200 kcal, たんぱく質90〜100 g）とアルコール（280〜410 kcal/回）で, 平均エネルギー 2,400 kcal, たんぱく質95 gである。仕事が忙しくなると, アルコールの量が増える。夕飯21〜22時で主菜, 副菜が多い。朝食は週の半分は欠食, 食べるときには菓子パン, 果汁100％ジュース, 飲むヨーグルト（加糖）など。 服薬：ループ利尿薬, カルシウム拮抗薬, α1遮断薬（36歳）
身体計測	身長：170 cm, 体重：70 kg, BMI：24.2 kg/m²
生化学データ,臨床検査と手順	γGTP：75U/L, 総コレステロール：263 mg/dL, LDLコレステロール：170 mg/dL, HDLコレステロール：50 mg/dL, 中性脂肪（TG）：215 mg/dL,
栄養に焦点を当てた身体所見	20歳時から体重が10 kg以上の増加
個人履歴	36歳：高血圧症, 45歳：脂肪肝

2. 栄養診断（栄養状態の判定）

○主要な栄養診断コードから考えられる栄養診断コードをあげる。

NI-2.2 経口摂取量過剰, NI-4.3 アルコール摂取量過剰

3. PES 報告

○栄養診断コードごとに栄養診断（栄養状態の判定）の根拠を, 栄養アセスメントの内容を参考にしながら記載する。

20歳から体重増加10 kg以上, LDLコレステロール：170 mg/dL, 中性脂肪（TG）：215 mg/dL, γGTP：75U/Lの根拠に基づき, 高エネルギーの食物, アルコール飲料の多いことによる経口摂取量過剰である。

4. 栄養介入計画の作成

Mx）食事内容とアルコール飲料の摂取, LDLコレステロール, 中性脂肪（TG）, γGTP

Rx）食事療法 1,800 kcal/日, たんぱく質70 g

　　3食の食事の量の適正化と内容の是正, アルコールの適量

Ex）朝食の内容の変更, 夕食の食事量, アルコール量の適正化を促す。

5. 栄養・食事計画（食品構成）の作成

(1) 栄養・食事計画におけるポイント

①栄養補給法　→　経口摂取

②食　形　態　→　常食形態

③そ　の　他　→　朝食：現在の食事内容を, 全粒粉や雑穀入りのパンとツナサラダ, 野菜のスープ, カフェオーレ（砂糖なし）

　　　　　　　　　夕食：主菜は1品に, アルコール飲料　ビール 500 mL × 1本まで

(2) 栄養基準と食品構成

〔給与栄養目標量〕	エネルギー (kcal)	たんぱく質 (g)	脂　質 (g)	食塩相当量 (g)	食物繊維総量 (g)	コレステロール (mg)
	1,800	70	50	6.0 未満	25	200 未満

食品構成表

食　品　群		純使用量 (g)	エネルギー (kcal)	たんぱく質 (g)	脂　質 (g)	ナトリウム (mg)	食物繊維総量 (g)
穀　　類	米	255	872	15.6	2.3	3	1.3
	パ ン 類	–	–	–	–	–	–
	め ん 類	–	–	–	–	–	–
	その他の穀類	5	17	0.4	0.1	6	0.1
い も 類	いも・生	55	40	1.0	0.1	3	3.4
	こんにゃく類	5	0	0.0	0.0	0	0.1
砂 糖 類		10	38	0.0	0.0	0	0.0
大　豆 大豆製品	豆腐・大豆製品	80	123	10.5	8.6	31	2.1
	その他の豆類	–	–	–	–	–	–
種 実 類		1	6	0.2	0.5	1	0.1
野 菜 類	緑黄色野菜	150	35	3.2	0.5	30	4.4
	その他の野菜	200	44	2.6	0.2	16	3.8
	野菜漬け物	–	–	–	–	–	–
果 物 類	柑 橘 類	90	42	0.7	0.2	2	1.3
	その他の果物	70	39	0.5	0.1	1	0.8
	加糖加工品	–	–	–	–	–	–
きのこ類		15	7	0.6	0.1	1	1.3
藻　　類		5	9	1.1	0.1	75	1.1
魚 介 類	生	75	104	14.5	5.8	86	0.0
	塩, 生干し, 乾燥	–	–	–	–	–	–
	水産練り製品	–	–	–	–	–	–
肉　　類	生（脂身除く）	55	115	10.5	8.5	25	0.0
	加 工 品	–	–	–	–	–	–
卵　　類		–	–	–	–	–	–
乳・乳製品（低脂肪食品）		200	125	9.6	3.8	228	0.0
油 脂 類		15	130	0.0	14.7	9	0.0
調味料・ 香辛料類	調味料類	25	47	0.9	2.9	811	0.2
	食　塩	2	0	0.0	0.0	780	0.0
合　　　計			1794	71.8	48.5	2108	19.9

食塩相当量　5.4 g

〔栄養素比率〕　穀類エネルギー比　　　　50%
　　　　　　　　たんぱく質エネルギー比　16%
　　　　　　　　脂質エネルギー比　　　　24%
　　　　　　　　炭水化物エネルギー比　　60%
　　　　　　　　動物性たんぱく質比　　　48%

2-2. 脂質異常症 [実習症例]

55歳，女性，パート（週5日スーパー勤務），家族3人暮らし（夫・58歳　息子・26歳）

主　　訴

今年，健康診断で脂質異常症を指摘された。2週間前から，めまいと息切れを感じ受診。
夕飯は21時頃，揚げ物などの惣菜が多い。休憩時間に菓子類を食べる習慣あり。休みの日もケーキなど食べることが多い。
立ち仕事なので，運動になっている。その他の運動習慣はほとんどない。

既　往　歴

48歳：高血圧症（カルシウム拮抗薬）

現　病　歴

40歳を過ぎた頃から，体重が増加してきた。血圧は安定している。生理は1年以上ない。1年前の健康診断と比べ，総コレステロール値は30 mg/dL増加。

身　体　所　見

身長：160 cm，体重：68 kg　（20歳時：55 kg）
BMI：26.5 kg/m²，腹囲88.0 cm

検　査　所　見

アルブミン（Alb）	4.1 g/dL	ヘモグロビン（Hb）	13.5 g/dL
クレアチニン（Cr）	0.69 mg/dL	尿素窒素（BUN）	15.3 mg/dL
AST（GOT）	12 U/L	ALT（GPT）	22 U/L
γGTP（γGT）	21 U/L	総コレステロール（TC）	270 mg/dL
LDLコレステロール（LDL-C）	195 mg/dL	HDLコレステロール（HDL-C）	41 mg/dL
中性脂肪（TG）（空腹時）	170 mg/dL		
空腹時血糖値（FPG）	100 mg/dL	ヘモグロビンA1c（HbA1c）	5.8%
血圧	130/78 mmHg		

生活および栄養・食事摂取状況

食事：朝食はご飯，卵料理，味噌汁，つくだ煮，漬物など。
　　　昼食はおにぎりや惣菜パン，お茶，サラダなど。夕食は21時前後，惣菜類を買うことが多く，フライ，天ぷら，カツなどを購入，野菜やいもの煮物が多い。魚料理は夫も息子もあまり食べないので，刺身を週に1回くらい。休憩時間に立ち仕事で疲れるので，クッキーやせんべいなど食べる習慣あり。休日も家事を終えて，午後プチケーキなどを1人で食べることが多い。外食はほとんどしない。飲酒は週に1，2回程度，ビール350 mL 1本。
1日エネルギー・栄養素摂取量：〈食事〉2,000 kcal，たんぱく質70 g
飲酒：1回/週，ビール350 mL×1本
喫煙：なし
活動：立ち仕事中心。運動習慣はほとんどない。

1．問題となる栄養アセスメントデータの抽出

項目（領域）	問題となる栄養アセスメントデータ
食物・栄養に関連した履歴	食事：朝食はご飯，卵料理，味噌汁，つくだ煮，漬物など。 昼食はおにぎりや惣菜パン，お茶，サラダなど。夕食は 21 時前後，惣菜類が多く，フライ，天ぷら，カツなどを購入，いもや野菜の煮物が多い。魚料理は刺身を週に 1 回くらい。クッキーやせんべいなど食べる習慣あり。休日も家事を終えて，午後プチケーキなどを 1 人で食べることが多い。 服薬：カルシウム拮抗薬（48 歳）
身体計測	身長：160 cm，体重：68 kg，BMI：26.5 kg/m^2，腹囲 88.0 cm
生化学データ，臨床検査と手順	総コレステロール（TC）：270 mg/dL LDL コレステロール（LDL-C）：195 mg/dL HDL コレステロール（HDL-C）：41 mg/dL 中性脂肪（TG）：170 mg/dL 血圧：130/78 mmHg
栄養に焦点を当てた身体所見	40 歳を過ぎた頃から，体重が増加してきた。 1 年前の健康診断と比べ，総コレステロール値は 30 mg/dL 増加。
個人履歴	48 歳：高血圧症

2．栄養診断（栄養状態の判定）

○主要な栄養診断コードから考えられる栄養診断コードをあげる。

3．PES 報告

○栄養診断コードごとに栄養診断（栄養状態の判定）の根拠を，栄養アセスメントの内容を参考にしながら記載する。

4．栄養介入計画の作成

Mx）

Rx）

Ex）

5．栄養・食事計画（食品構成）の作成

（1）栄養・食事計画におけるポイント

① 栄 養 補 給 法　→

② 食　形　態　→

③ そ　の　他　→

（2）食品構成

3-1. 胃全摘出 ［基本症例］

症　例

71歳，女性，無職（専業主婦），夫（75歳）と2人暮らし

主　訴

　6か月前に胃全摘術を受け，術後の経過も良好にて退院。その後，1か月ごとに定期受診をしていた。体力回復にと栄養摂取に努め，経口摂取量は徐々に増加していた。ここ数日間，食後20〜30分後に冷汗，動悸，脱力感などが出現しており不安を訴えている。

既 往 歴

55歳：脂質異常症（スタチン）
67歳：胃・十二指腸潰瘍

現 病 歴

　血清コレステロール値は服薬にてコントロール良好。胃・十二指腸潰瘍の診断後，治療を行い回復。その後は，消化がよくバランスを考慮した適量の食事を心がけ，健康には人一倍注意を払っていた。9か月前頃より胃部鈍痛，食欲不振がみられたが，過信もあり放置していた。しかし，体重減少がみられたため，近医を受診したところ，胃体中部の進行がんと診断され，6か月前に胃全摘術（再建法 Roux-en-Y 法）を施行した。

身 体 所 見

身長：155 cm，体重：47 kg［20歳時：53 kg，最高：60 kg（55歳），最低：現在］
BMI：19.6 kg/m²，UBW（平常時体重）：55 kg（入院前3 kg，退院時2 kg，退院後3 kg減少）

検 査 所 見

総タンパク（TP）	6.6 g/dL	アルブミン（Alb）	3.7 g/dL
ヘモグロビン（Hb）	11.2 g/dL	クレアチニン（Cr）	0.8 mg/dL
総コレステロール（TC）	180 mg/dL	LDL コレステロール（LDL-C）	94 mg/dL
中性脂肪（TG）	125 mg/dL	C 反応性タンパク（CRP）	0.2 mg/dL
血圧	114/78 mmHg		

生活および栄養・食事摂取状況

食事：夫と2人暮らし。退院後は，病院食を参考に消化管術後食と間食を組み合わせ，分割食としていた。食事は，慎重に少しずつ増量，ゆっくりよく噛み注意しながら摂取し，特に問題なく過ごしていた。先週，隣人から痩せたと指摘があり，体重が減ったことを気にして，焦りから主食（ごはん）を増量し，食べ過ぎてしまうことがあった。また，もともと早食いで，最近は夫からもよく注意を受けている。ここ数日間，食後20〜30分後に冷汗，動悸，脱力感などが出現するため，不安に思い受診時訴えあり。体重増加はみられないが，現在は下げ止まっている状態である。
1日エネルギー・栄養素摂取量：〈食事〉1,500 kcal，たんぱく質55 g
　　　　　　　　　　　　　　　〈間食〉　300 kcal，たんぱく質10 g

飲酒：なし
喫煙：なし
活動：家事（炊事・掃除など日常生活範囲の活動量）の他，毎日，夫とともに公園などでの朝・昼食後のウォーキングを1日あたり，合計30分〜1時間を日課としている。

● 疾患の理解

　胃切除後患者は，消化能力低下や食物胃内停滞時間の減少，小胃症状による不快感などから摂取量の増加，栄養状態改善が順調にすすまない者がみられる。特に，胃全摘術や幽門側胃切除術など幽門輪切除の術式の術後症状としては，ダンピング症候群，腸閉塞，残胃炎，下痢・便秘などがみられるが，術前に近い食事摂取量となるまでには期間を要す。また，胃全摘術施行者は，その後も術前量までは摂取できない者も多い。

　ダンピング症候群は，幽門輪切除患者で比較的多くみられ，食後や食間の不快症状を訴えるが，食事の内容や量とともに，食べる速さ・時間などの食べ方も大きく関与している。早期ダンピング症候群と後期ダンピング症候群に分けられるが，その発症原因が異なるため，各々に応じた予防策や出現後の対応が必要となる。

　早期ダンピング症候群は，高浸透圧の食べ物が急速に小腸に流入することにより，さまざまな消化管ホルモンの分泌が亢進し引き起こされる，貧血様の症状である。食後30分前後に，冷汗，めまい，動悸，脱力感，腹痛，下痢などが出現する。食事は，ゆっくりよく噛んで時間をかけながら食べるとともに，食後は楽な姿勢でゆったりと過ごすようにする。

　後期ダンピング症候群は，食物の速やかな腸への流入により食後の血糖値が急激に上昇する。これに反応してインスリンが過剰分泌されるために低血糖症状が出現する。食後2〜3時間後に，頭痛，頻脈，発汗，めまい，倦怠感，失神などがみられる。食べ過ぎ・糖質過多食品を控えるなどの予防策とともに，症状出現時は速やかにブドウ糖や甘い飲料などをとり，低血糖改善への対策を図る。

1. 問題となる栄養アセスメントデータの抽出

項目（領域）	問題となる栄養アセスメントデータ
食物・栄養に関連した履歴	1日エネルギー・栄養素摂取量は食事（1,500 kcal，たんぱく質55 g）と間食（300 kcal，たんぱく質10 g）でエネルギー1,800 kcal，たんぱく質65 gである。 胃全摘術後，徐々に食事・間食摂取量を増量し，順調に摂取していた。最近は，体重減少を気にするがあまり，食べ過ぎ・早食いがみられる。ここ数日間，食後20〜30分後に冷汗，動悸，脱力感などが出現しているため，不安を訴えている。 服薬：スタチン（55歳）
身体計測	身長：155 cm，体重：47 kg［20歳時：53 kg，最高：60 kg（55歳），最低：47 kg（現在）］，BMI：19.6 kg/m²， UBW：55 kg（入院前3 kg，退院時2 kg，退院後3 kg減少） 体重増加はみられないが，現在は下げ止まっている状態。
生化学データ，臨床検査と手順	総タンパク（TP）：6.6 g/dL，アルブミン（Alb）：3.7 g/dL，ヘモグロビン（Hb）：11.2 g/dL
栄養に焦点を当てた身体所見	食後不快症状（食後20〜30分後に冷汗，動悸，脱力感） 体重減少，貧血
個人履歴	55歳時，脂質異常症診断。服薬にて現在までコントロール良。 67歳時，胃・十二指腸潰瘍診断。現在は治癒。

2. 栄養診断 (栄養状態の判定)

○主要な栄養診断コードから考えられる栄養診断コードをあげる。

<u>NB-1.1 食物・栄養関連の知識不足</u>, <u>NI-5.11.1 最適量に満たない栄養素摂取量の予測</u>

3. PES 報告

○栄養診断コードごとに栄養診断 (栄養状態の判定) の根拠を, 栄養アセスメントの内容を参考にしながら記載する。

　段階的な摂取量増加および良好な摂取法時は問題なく経過していたが, 急激な増量・早食いによる症状出現がみられることを根拠として, 良好な摂取方法の認識不足および未実施が原因となった, 食物・栄養関連の知識不足である。

4. 栄養介入計画の作成

Mx) 摂取状況 (栄養量の他, 量・摂取速度・咀嚼状態・流し込みなど食べ方の状況確認)

　　食後不快症状の有無, 体重, BMI, アルブミン (Alb), ヘモグロビン (Hb)

Rx) エネルギー 1,800 kcal/日 (食事 1,500 kcal/日, 間食 300 kcal/日)

　　　　BEE 1,069 kcal × AF 1.4 × SF 1.0 = 1,497 kcal/日

　　たんぱく質 65 g (食事 55 g, 間食 10 g)

　　　　IBW 52.9 kg × 1.1 = 58.2 g

　　まずは, 早期ダンピング症候群発症予防のためにも, 急激な食事の増量は避け, かつ, 身体維持のための必要エネルギー・栄養素量を確保することを目標とする。

Ex) 段階的に食事量を増加させ, 体調に応じ, 適宜増減を図る。

　　早食いや流し込み食べに注意し, ゆっくりよく噛んで摂取する。

　　食後は楽な姿勢でゆったりと過ごし, 十分休息の上, ウォーキングなどを行うこと。

　　ダンピング症候群の誘因とその対処法に関する説明を行い理解を促す。

　　体重変動に関する説明を行い理解を促す。

5. 栄養・食事計画 (食品構成) の作成

(1) 栄養・食事計画におけるポイント

① 栄養補給法　→　経口栄養法

② 食 形 態　→　常食形態 (普通食)

　　　　　　　　(術後6か月後であるため, 特に消化の悪い食品の多用は控えるが普通食に準ずる。)

③ そ の 他　→　3食の食事に, 間食 (2～3回/日) を加えた分割食の継続。

（2）栄養基準と食品構成

〔給与栄養目標量〕	エネルギー (kcal)	たんぱく質 (g)	脂　質 (g)	食塩相当量 (g)	食物繊維総量 (g)	カルシウム (mg)	鉄 (mg)
	1,500	60	45	6.0	13	600	7.0

食品構成表

食　品　群		純使用量 (g)	エネルギー (kcal)	たんぱく質 (g)	脂　質 (g)	ナトリウム (mg)	食物繊維総量 (g)	カルシウム (mg)	鉄 (mg)
穀　類	米	180	616	11.0	1.6	2	0.9	9	1.4
	パン類	−	−	−	−	−	−	−	−
	めん類	−	−	−	−	−	−	−	−
	その他の穀類	5	17	0.4	0.1	6	0.1	1	0.0
いも類	いも・生	50	36	0.9	0.1	3	3.1	7	0.4
	こんにゃく類	−	−	−	−	−	−	−	−
砂糖類		10	38	0.0	0.0	0	0.0	1	0.0
大豆 大豆製品	豆腐・大豆製品	70	108	9.2	7.6	27	1.8	102	1.7
	その他の豆類	−	−	−	−	−	−	−	−
種実類		−	−	−	−	−	−	−	−
野菜類	緑黄色野菜	100	23	2.1	0.3	20	2.9	79	1.4
	その他の野菜	150	33	2.0	0.2	12	2.9	56	0.6
	野菜漬け物	−	−	−	−	−	−	−	−
果物類	柑橘類	−	−	−	−	−	−	−	−
	その他の果物	40	22	0.3	0.1	0	0.5	4	0.1
	加糖加工品	20	37	0.1	0.0	2	0.2	2	0.0
きのこ類		−	−	−	−	−	−	−	−
藻　類		−	−	−	−	−	−	−	−
魚介類	生	50	70	9.7	3.9	58	0.0	19	0.4
	塩，生干し，乾燥	−	−	−	−	−	−	−	−
	水産練り製品	−	−	−	−	−	−	−	−
肉　類	生	50	105	9.5	7.7	23	0.0	3	0.4
	加工品	−	−	−	−	−	−	−	−
卵　類		30	42	3.6	3.0	50	0.0	14	0.5
乳・乳製品		180	160	8.6	11.5	205	0.0	241	0.0
油脂類		5	43	0.0	4.9	3	0.0	0	0.0
調味料・ 香辛料類	調味料類	30	57	1.1	3.4	973	0.2	8	0.3
	食　塩	2	0	0.0	0.0	780	0.0	0	0.0
菓子類		20	84	1.5	2.0	64	0.5	66	0.2
合　計			1491	60.0	46.4	2228	13.1	612	7.4

食塩相当量　5.7g
〔栄養素比率〕　穀類エネルギー比　42%
たんぱく質エネルギー比　16%
脂質エネルギー比　28%
炭水化物エネルギー比　56%
動物性たんぱく質比　52%

3-2.　胃摘出［実習症例］

　53 歳，男性，会社員（営業職），家族 3 人暮らし（妻，子ども 1 人）

主　　訴

　2 か月前に幽門側胃切除術を施行し，妻と栄養食事指導を受け退院した。退院約 1 か月後の外来受診にて，「今週から仕事に復帰したが，昨日は 15 時頃，頭痛とめまいがして早退した。体力が落ちて疲れやすいため，仕事を続けられるか心配。忙しく，昼食は菓子パンと缶コーヒー程度だが，栄養指導の通り，ゆっくりよく噛んで食べている」との訴え。

既 往 歴

　50 歳：高血圧症（カルシウム拮抗薬）

現 病 歴

　仕事柄，外食や飲酒の機会が多く，ストレス感も強い。徐々に体重が増加するに伴い，高血圧症が発症した。食事・運動療法とカルシウム拮抗薬内服にて，その後は体重も血圧もコントロール良好となり，経過観察のため，現在も近医に通院中。
　会社の健康診断で要精密検査となり，受診したところ，幽門前庭部の進行胃がんとの診断。2 か月前に腹腔鏡下幽門側胃切除術（再建法 Billroth II 法）を施行し，胃を 2/3 切除した。

身 体 所 見

　身長：171 cm，体重：59 kg ［20 歳時：68 kg，最高：75 kg（50 歳），最低：現在］
　BMI：20.2 kg/m²，UBW（通常時体重）：64 kg（入院前 1 kg，退院時 2 kg，退院後 2 kg 減少）

検 査 所 見

総タンパク（TP）	6.1 g/dL	アルブミン（Alb）	3.3 g/dL
ヘモグロビン（Hb）	12.8 g/dL	クレアチニン（Cr）	0.7 mg/dL
AST（GOT）	28 U/L	ALT（GPT）	32 U/L
総コレステロール（TC）	156 mg/dL	LDL コレステロール（LDL-C）	77 mg/dL
中性脂肪（TG）	75 mg/dL	C 反応性タンパク（CRP）	0.8 mg/dL
血圧	126/74 mmHg		

生活および栄養・食事摂取状況

食事：家族は 3 人（妻，子ども 1 人）暮らし。入院前，平日の昼・夕食は外食中心であったが，退院後は家庭で妻が作る消化管術後食を摂取。しかし，薄味の煮物料理が多いため食がすすまず，退院時の摂取量より若干増えた程度。分割食として 10 時と 15 時に果物・ビスケット類・乳製品などをとる。今週から仕事に復帰し，昼食はコンビニで購入したあんパンやジャムパン 1 袋と缶コーヒーをゆっくり食べている。間食は勤務中のためとれない。夕食は今のところ自宅でとっているが，来月からは以前と同様，接待などで外食が多くなる予定。昨日 15 時頃，頭痛とめまいがして早退した。体力低下を感じ今後の仕事が心配と訴えている。
1 日エネルギー・栄養素摂取量：〈食事〉700 kcal，たんぱく質 25 g
　　　　　　　　　　　　　　　〈間食〉250 kcal，たんぱく質 10 g
飲酒：なし（入院前はビール中瓶 1 本 / 日）
喫煙：なし（入院前は 1 箱 / 日）
活動：退院後は家で過ごすことが多く，体調のよい時のみ 15 分程度散歩に出かけていた。
　　　会社は車通勤，勤務中も車での移動が中心。入院前は休日に野球など活動的であった。

1. 問題となる栄養アセスメントデータの抽出

項目（領域）	問題となる栄養アセスメントデータ
食物・栄養に関連した履歴	1日エネルギー・栄養素摂取量は食事（700 kcal, たんぱく質25 g）と間食（250 kcal, たんぱく質10 g）でエネルギー950 kcal, たんぱく質35 gである。 幽門側胃切除術後，あまり食がすすまず，現在（術後2か月）は退院時の摂取量より若干増えた程度。術後食と間食にて分割食としていたが，会社復帰後は，間食摂取が難しく，来月からは昼・夕食が外食中心となる。昨日は昼食に菓子パン・缶コーヒーをとったが，15時ごろ頭痛とめまいが出現した。体力低下により，今後の仕事が心配との訴え。 服薬：カルシウム拮抗薬（50歳）
身体計測	身長：171 cm，体重：59 kg［20歳時：68 kg，最高：75 kg（50歳），最低：59 kg（現在）］，BMI：20.2 kg/m² UBW：64 kg（入院前1 kg, 退院時2 kg, 退院後2 kg減少）
生化学データ, 臨床検査と手順	総タンパク（TP）：6.1 g/dL, アルブミン（Alb）：3.3 g/dL, ヘモグロビン（Hb）：12.8 g/dL, C反応性タンパク（CRP）：0.8 mg/dL
栄養に焦点を当てた身体所見	体重減少，低アルブミン血症，貧血，体力低下・疲労感 食後不快症状（食後2〜3時間後に頭痛，めまい）
個人履歴	50歳時，高血圧症診断。食事・運動療法と服薬にて現在までコントロール良好。

2. 栄養診断（栄養状態の判定）
○主要な栄養診断コードから考えられる栄養診断コードをあげる。

3. PES報告
○栄養診断コードごとに栄養状態判定（栄養診断）の根拠を，栄養アセスメントの内容を参考にしながら記載する。

4. 栄養介入計画の作成
Mx）

Rx）

Ex）

5. 栄養・食事計画（食品構成）の作成
（1）栄養・食事計画におけるポイント
①栄養補給法　→

②食　形　態　→

③そ　の　他　→

（2）食品構成

4-1. 食道がん［基本症例］

症　例

68歳，男性，定年まで食品会社営業職，退職後事務職のパート週3日6時間/1日勤務
妻と2人暮らし，子ども2人は独立，母親は要介護2で在宅介護。
診断後，要介護の母親は施設へ入所し，事務職のパートも休職となった。

主　訴

術前：食事のつかえ感，胸部違和感，嗄声（させい），体重減少
術後：飲み込みにくさ，体重減少，体力低下

既 往 歴

45歳より高血圧症（Ca拮抗薬），脂質異常症（服薬なし）

現 病 歴

　初診3か月前頃より，食事のつかえ感や，食後の胸部違和感が気にかかるようになっていた。
しかし母親の在宅介護もあり，受診せずに過ごしていた。1か月前頃より嗄声がみられ，体重も減少
傾向となったため，外来受診。食道がんステージⅢ期と診断された。術前化学療法FP療法2コース
実施後，その後2か月後に右開胸開腹食道亜全摘，3領域郭清，胸骨後経路頚部食道胃管再建となっ
た。術中に空腸瘻増設，早期経腸栄養実施。在宅での経腸栄養継続を希望しない。

身 体 所 見

初診時：身長165 cm，体重55 kg（6か月前58 kg，－3 kg），BMI 20.2 kg/m²
化学療法終了時：身長165 cm，体重54 kg（初診時，－1 kg），BMI 19.8 kg/m²
2か月後食道がん術後：身長165 cm，体重50 kg（初診時，－5 kg，健康時－8 kg），BMI 18.4 kg/m²
PS（全身状態）*：0　問題なく活動できる

検 査 所 見 【術後7日】

白血球数（WBC）	4,630/μL	赤血球数（RBC）	309/μL
ヘモグロビン（Hb）	9.2 g/dL	ヘマトリット（Ht）	29.3%
MCV	88 fL	MCH	30 pg
MCHC	32.5%	血小板数（Plt）	30.5万/μL

〈血液生化学検査〉

総タンパク（TP）	6.3 g/dL	アルブミン（Alb）	3.2 g/dL
AST（GOT）	38 U/L	ALT（GPT）	52 U/L
アルカリホスファターゼ（ALP）	186 U/L	γ-GTP（γ-GT）	65 U/L
C反応性タンパク（CRP）	1.5 mg/dL	総コレステロール（TC）	194 mg/dL
中性脂肪（TG）	135 mg/dL	HDLコレステロール（HDL-C）	32 mg/dL
尿素窒素（BUN）	13.6 mg/dL	クレアチニン（Cr）	1.1 mg/dL
尿酸（UA）	7.2 mg/dL	空腹時血糖値（FPG）	113 mg/dL
ヘモグロビンA1c（HbA1c）	6.2%	ナトリウム（Na）	142 mEq/L
カリウム（K）	4.2 mEq/L		

生活および栄養・食事摂取状況

食事：在職中は営業のための外食機会が多く，朝食欠食，外食は居酒屋，夜のラーメン屋も習慣化し
　　　ていた。定年後は，外食は減ったものの野菜は好まず早食いである。初診後栄養食事指導を受
　　　け，禁酒，禁煙，3食欠食なく過ごした。
1日エネルギー・栄養素摂取量：〈食事〉1,800 kcal，たんぱく質55 g
　　　　　　　　　　　　　　　　　　　（アルコールのエネルギー612 kcal，純アルコール量76.5 g）
飲酒：20歳～初診まで　1日ビール500 mL＋焼酎200 mL（お湯割り3杯）（46年）
喫煙：20歳～初診まで　20本/日（46年）

＊PS：Performance Status

● 疾患の理解

　食道がんは，男女比約 6：1 と男性に多く，年齢は 60 代，70 代に好発する。占拠部位は，胸部中部食道が 52％ と最も多い。組織型は扁平上皮がんが 93％ と圧倒的に多い[1]。また危険因子は，飲酒と喫煙であり，両者の併用で危険性が増加することが知られている[2]。食生活において低栄養，果物野菜の摂取不足も危険因子とされ，緑黄色野菜や果物は予防因子とされる[3]。食道がんは，食事のつかえ感や胸部の違和感などにより，食事量も減少し，体重減少，栄養状態が悪化する場合が多い。術前化学療法や外科療法の効果を期待するために栄養状態の維持・向上に努める必要がある。

　本症例は，食道がんⅢ期 T3・N2[※1]，術前化学療法（FP 療法：5-FU + CDDP）[※2]を 2 コース実施。化学療法後には栄養食事指導を受け，外科治療までの食事量（栄養量）の確保に努めた。禁酒，禁煙に加え，かかりつけ歯科医による口腔ケアを実施。手術は右開胸開腹食道亜全摘，3 領域郭清，胸骨後経路頚部食道胃管再建，術中に空腸瘻増設による経腸栄養を開始し，経口摂取は 7 日目となる。反回神経麻痺による嚥下障害が認められたが，嚥下訓練食により，食事摂取は可能であった。

※1　TNM 分類といい，がんの進行度を判定する基準として国際的に活用されているがんの分類方法。部位ごとに各種の検査結果からがんの大きさ，広がり，深さを「T」，がんの所属リンパ節転移の状況を「N」，他の臓器への遠隔転移状況を「M」として，区分したものを総合して病期（ステージ）判定している。
※2　FP 療法とは，食道がんの抗がん剤治療のひとつで，5-FU（フルオロウラシル）と CDDP（シスプラチン）という抗悪性腫瘍剤 2 剤を組み合わせた化学療法の一種。

「味と匂い」

　私たちは食べ物の味を味覚だけで考えがちだが，実際は嗅覚，触覚，痛覚などさまざまな感覚器の情報が脳の前頭眼窩野に集まり，ヒトは食べ物の味を脳で感じている。私たちは味覚受容体を介した甘味，塩味，酸味，苦味，うま味の 5 味はよく知っている。そして，その他の感覚器で感知する渋味や辛味，温度や舌触りなどがある。ちなみに，辛味は強い痛みの痛覚刺激であり，渋味はお茶や渋柿に含まれるタンニンが舌の表面に触れて，舌のたんぱく質が収斂して発生する弱い痛覚である。また，味に大きな影響を与えているのが嗅覚感知の匂いである。当然，嗅覚情報も脳の前頭眼窩野に送られ，脳は味覚と嗅覚の匂いを統合して風味として感じる。風味とは味覚と嗅覚の混合であり，食物の風味の大部分は匂いに依存している。そのため，鼻孔がつまった人が味覚のみで食べ物を区分けすることは困難となる。なお，嗅覚の匂いというと，多くの人は鼻先から "クンクン" と嗅ぐことを想像する（この嗅覚感知経路をオルソネーザルの知覚という）。この経路以外に，匂いの感知にはもう一つの経路としてレトロネーザルの知覚が存在する。この経路は咀嚼・嚥下により口腔内に発生した食物の匂いが，咀嚼・嚥下時に呼気として口腔から鼻腔へと抜ける際に感知する嗅覚の感知経路である。ヒトはこのレトロネーザルによる嗅覚知覚を意識しないため，食物の匂いを味と混同してしまう。Small らは，口腔内のレトロネーザル知覚による匂いはとても強力であり，人々は通常，レトロネーザル知覚の嗅覚感知を "味覚" と勘違いし，味と混同していると報告している。抗がん剤治療中に "味がおかしい" と訴える患者がいるが，このレトロネーザルの知覚を意識してみると問題がみえてくることも多い。

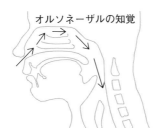

オルソネーザルの知覚

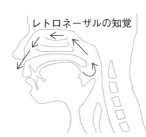

レトロネーザルの知覚

1. 問題となる栄養アセスメントデータの抽出

項目（領域）	問題となる栄養アセスメントデータ
食物・栄養に関連した履歴	聞き取りによる，1日のエネルギー・栄養素摂取量はエネルギー1,800 kcal，たんぱく質55 g（アルコールのエネルギー612 kcal，純アルコール量76.5 g）。 のどのつかえ感があり，肉や魚，野菜を敬遠するようになった。アルコールを飲みながら，豆腐や卵料理を食べている。しょうゆを好む。 術後は，嚥下障害のため，経口摂取量は800 kcal，たんぱく質40 g。不足分は，経腸栄養により摂取していた。 服薬：Ca拮抗薬（45歳）
身体計測	初診時：身長165 cm，体重55 kg（6か月前58 kg，−3 kg），BMI 20.2 kg/m² 化学療法終了時：身長165 cm，体重54 kg（初診時−1 kg），BMI 19.8 kg/m² 2か月後（術後）：身長165 cm，体重50 kg（初診時−5 kg，健康時−8 kg），BMI 18.4 kg/m²
生化学データ，臨床検査と手順	白血球数（WBC）：4,630/μL，赤血球数（RBC）：309/μL，ヘモグロビン（Hb）：9.2 g/dL，ヘマトクリット（Ht）：29.3%，MCV：88fL，MCH：30pg，MCHC：32.5%，血小板数（Plt）：30.5万/μL 総タンパク（TP）：6.3 g/dL，アルブミン（Alb）：3.2 g/dL，AST（GOT）：38U/L，ALT（GPT）52U/L，アルカリホスファターゼ（ALP）：186U/L，γGTP（γGT）：65U/L，C反応性タンパク（CRP）：1.5 mg/dL，総コレステロール（TC）：194 mg/dL，HDLコレステロール（HDL-C）：32 mg/dL，中性脂肪（TG）：135 mg/dL，尿素窒素（BUN）：13.6 mg/dL，クレアチニン（Cr）：1.1 mg/dL，尿酸（UA）：7.2 mg/dL 空腹時血糖値（FPG）：113 mg/dL，ヘモグロビンA1c（HbA1c）：6.2%，ナトリウム（Na）：142 mEq/L，カリウム（K）：4.2 mEq/L
栄養に焦点を当てた身体所見	摂食嚥下不良，体重減少から推定される骨格筋量減少および体脂肪量の減少
個人履歴	45歳より高血圧症，脂質異常症

2. 栄養診断（栄養状態の判定）

○主要な栄養診断コードから考えられる栄養診断コードをあげる。

〈初診時〉NI-1.2 エネルギー摂取量不足，NI-1.4 エネルギー摂取量不足の予測，

　　　　　NI-2.9 限られた食物摂取，　NI-4.3 アルコール摂取量過剰，

　　　　　NI-5.3 たんぱく質・エネルギー摂取量不足，NI-5.8.5 食物繊維摂取量不足，

　　　　　NI-5.9.1 ビタミン摂取量不足

〈術後～在宅〉NI-1.4 エネルギー摂取量不足の予測，NI-2.9 限られた食物摂取，

　　　　　　　NI-5.3 たんぱく質・エネルギー摂取量不足，NC-1.1 嚥下障害

3. PES報告

○栄養診断コードごとに栄養診断（栄養状態の判定）の根拠を，栄養アセスメントの内容を参考にしながら記載する。

　初診時：アルコール摂取量過多と摂食嚥下障害の根拠に基づき，摂取食品の偏りが原因とな

ったエネルギー摂取量不足である。

4．栄養介入計画の作成

Mx）体重測定，生化学検査

　　　食事摂取量

　　　患者の栄養状態把握

　　　栄養教育に必要な情報

Rx）エネルギー量設定→ 1,800 〜 2,000 kcal/日（アルコール除く）を摂取する工夫

　　　栄養素量・たんぱく質の摂取量の確保→ 70 〜 80 g/日

　　　食品構成→豆腐類・卵類・乳製品，栄養補助食品を加え嚥下障害を意識した食品摂取

　　　調理形態等の計画→加熱，とろみを加える，ミキサーの利用

　　　術　　後：経口摂取量の推移に左右されるエネルギー・栄養素摂取量

　　　　　　　　　体重減少を止め，徐々に体重増加と体力の回復をする。

Ex）栄養教育計画・治療効果維持のための栄養状態改善の必要性を理解する

　　　　　　　嚥下障害でも摂取しやすい食形態と調理法を理解する

　　　　　　　中食の利用も考慮し，食品選択を理解する

5．栄養・食事計画（食品構成）の作成
（1）栄養・食事計画におけるポイント

　　①栄養補給法　→　経口摂取

　　②食　形　態　→　流動食（とろみ付），舌でつぶせる，歯ぐきでつぶせる，全粥食

（2）栄養基準と食品構成

〔給与栄養目標量〕	エネルギー (kcal)	たんぱく質 (g)	脂　質 (g)	炭水化物 (g)	食塩相当量 (mg)	食物繊維総量 (g)
	1,900	75	55	280	6.0	15

食品構成表

食　品　群		純使用量 (g)	エネルギー (kcal)	たんぱく質 (g)	脂　質 (g)	炭水化物 (g)	ナトリウム (mg)	食物繊維総量 (g)
穀　類	米	200	684	12.2	1.8	155.2	2	1.0
	パ ン 類	-	-	-	-	-	-	-
	め ん 類	-	-	-	-	-	-	-
	その他の穀類	15	52	1.2	0.3	11.2	18	0.4
いも類	いも・生	100	72	1.8	0.2	19.5	6	2.7
	こんにゃく類	-	-	-	-	-	-	-
砂 糖 類		15	57	0.0	0.0	14.5	0	0.0
大　豆 大豆製品	豆腐・大豆製品	100	154	13.1	10.8	4.2	39	2.6
	その他の豆類	20	47	2.5	0.3	9.8	8	2.8
種 実 類		2	12	0.4	1.1	0.4	2	0.2
野 菜 類	緑黄色野菜	50	12	1.1	0.2	2.4	10	1.5
	その他の野菜	100	22	1.3	0.1	5.3	8	1.9
	野菜漬け物	-	-	-	-	-	-	-
果 物 類	柑 橘 類	-	-	-	-	-	-	-
	その他の果物	150	84	1.1	0.3	21.9	2	1.8
	加糖加工品	50	93	0.2	0.1	23.6	4	0.6
きのこ類		-	-	-	-	-	-	-
藻　類		-	-	-	-	-	-	-
魚 介 類	生	70	97	13.5	5.4	0.2	81	0.0
	塩, 生干し, 乾燥	-	-	-	-	-	-	-
	水産練り製品	30	32	3.5	0.6	3.3	248	0.0
肉　類	生	50	105	9.5	7.7	0.1	23	0.0
	加 工 品	-	-	-	-	-	-	-
卵　類		50	70	6.0	5.1	0.4	84	0.0
乳・乳製品		200	178	9.6	12.8	9.2	228	0.0
油 脂 類		10	87	0.0	9.8	0.0	6	0.0
調味料・ 香辛料類	調味料類	30	57	1.1	3.4	5.2	973	0.2
	食　塩	1	0	0.0	0.0	0.0	390	0.0
合　　　　計			1915	78.1	60.0	286.4	2132	15.7

食塩相当量　　5.4 g

〔栄養素比率〕　穀類エネルギー比　　38%
たんぱく質エネルギー比　16%
脂質エネルギー比　　28%
炭水化物エネルギー比　56%
動物性たんぱく質比　54%

4-2. 大腸がん［実習症例］

症例

57 歳，男性，外食産業営業，1 人暮らし
家族歴：兄　糖尿病，母　糖尿病

主　訴

便秘，便が細い。

既往歴

45 歳より 2 型糖尿病，食事療法・運動療法指導を受けるがその後受診せず。

現病歴

　会社の定期健診にて，便潜血陽性であった。再検査により上行結腸がん・ステージⅡと診断された。

　右結腸切除術，D3 郭清となる。術前外来では，腹部脂肪を減らすよう担当医から指示が出されたため，栄養食事指導実施。術後は末梢静脈栄養のみで，経口摂取は，3 日後に飲水可，4 日後に術後流動食を開始した。5 日後 5 回 3 分粥，6 日後 5 回全粥食，7 日後 5 回常食となった。退院前に栄養食事指導を実施し 12 日で退院となる。

　入院中は下痢傾向が強く，退院後の排便コントロール，業務との関連を心配していた。

身体所見

初診時：身長 162 cm，体重 73 kg，入院時 70 kg（初診から 1 か月後），BMI 27.8 kg/m²
退院時：身長 162 cm，体重 68 kg（初診時，－5 kg），BMI 25.9 kg/m²
PS（全身状態）：0　問題なく活動できる

検査所見

白血球数（WBC）	5,800/μL	赤血球数（RBC）	358/μL
ヘモグロビン（Hb）	11.5 g/dL	ヘマトクリット（Ht）	35.2%
MCV	91 fL	MCH	33 pg
MCHC	35.2%	血圧	135/90 mmHg

〈血液生化学検査〉

総タンパク（TP）	6.7 g/dL	アルブミン（Alb）	4.0 g/dL
AST（GOT）	35 U/L	ALT（GPT）	30 U/L
γGTP（γGT）	75 U/L	C 反応性タンパク（CRP）	0.8 mg/dL
総コレステロール（TC）	220 mg/dL	中性脂肪（TG）	185 mg/dL
HDL コレステロール（HDL-C）	35 mg/dL	尿素窒素（BUN）	12.3 mg/dL
クレアチニン（Cr）	0.7 mg/dL	尿酸（UA）	4.8 mg/dL
ヘモグロビン A1c（HbA1c）	6.3%	ナトリウム（Na）	137 mEq/L
カリウム（K）	4.2 mEq/L		

生活および栄養・食事摂取状況

食事：食事時間は不規則，早食い。朝食はコンビニおにぎり 2 個。1 人暮らしで外食・中食が中心。
　　　刺身，揚げ物を好むが和食中心である。食事コントロールは難しいと思っている。
1 日エネルギー・栄養素摂取量：〈食事〉エネルギー 2,000 kcal，たんぱく質 60 g
　　　　　　　　　　　　　　　　　（アルコールのエネルギー 420 kcal，純アルコール量 55 g）
飲酒：1 日　ビール 500 mL ＋日本酒 2 合
喫煙：なし
活動：自己流であるが，糖尿病コントロールのため 1 日 1 万歩の歩行を心がけている。

● 疾患の理解

　大腸がんは，便検診での発見がすすみ，早期治療で延命が可能となっている。初期では症状がなく，進行に伴い排便の異常，腹痛，腹部膨満感，下血などが出現する。術後は，上部消化管に比べ低栄養の比率は低いが，脱水の予防や術後の排便コントロールが必要である。人工肛門への食事の配慮を含め，生活の QOL 維持のための食事アドバイスは必須である。

1．問題となる栄養アセスメントデータの抽出

項目（領域）	問題となる栄養アセスメントデータ
食物・栄養に関連した履歴	1日エネルギー・栄養素摂取量はエネルギー 2,000 kcal，たんぱく質 60 g である。アルコールの摂取エネルギー 420 kcal，純アルコール量 55 g。
身体計測	身長：162 cm，体重：68 kg，BMI：25.9 kg/m²
生化学データ，臨床検査と手順	白血球数（WBC）：5,800/μL，赤血球数（RBC）：358/μL，ヘモグロビン（Hb）：11.5 g/dL，ヘマトクリット（Ht）：35.2%，MCV：91fL，MCH：33pg，MCHC：35.2% 総タンパク（TP）：6.7 g/dL，アルブミン（Alb）：4.0 g/dL，AST（GOT）：35U/L，ALT（GPT）：30U/L，γGTP（γGT）：75U/L，C反応性タンパク（CRP）：0.8 mg/dL，総コレステロール（TC）：220 mg/dL，中性脂肪（TG）：185 mg/dL，HDLコレステロール（HDL-C）：35 mg/dL，尿素窒素（BUN）：12.3 mg/dL，クレアチニン（Cr）：0.7 mg/dL，尿酸（UA）：4.8 mg/dL，ヘモグロビンA1c（HbA1c）：6.3% ナトリウム（Na）：137 mEq/L，カリウム（K）：4.2 mEq/L
栄養に焦点を当てた身体所見	不明
個人履歴	45 歳より2型糖尿病

2．栄養診断（栄養状態の判定）

　○主要な栄養診断コードから考えられる栄養診断コードをあげる。

3．PES 報告

　○栄養診断コードごとに栄養診断（栄養状態の判定）の根拠を，栄養アセスメントの内容を参考にしながら記載する。

4．栄養介入計画の作成

　Mx）

　Rx）

　Ex）

5．栄養・食事計画（食品構成）の作成

（1）栄養・食事計画におけるポイント

　①栄養補給法　→

　②食　形　態　→

　③そ　の　他　→

（2）食品構成

5-1. 炎症性腸疾患（クローン病）［基本症例］

症　例

　17歳，女性，高校生，家族4人暮らし（父・母・妹）

主　訴

　1週間前より微熱と腹痛を感じはじめ，昨日より粘血便，下痢も加わったため外来受診し，その後入院となった。それら症状の影響もあり，体重が減少してしまった。

既 往 歴

　16歳：高校1年時クローン病発症，クローン病による肛門病変（痔ろう）→座薬，軟膏

現 病 歴

　クローン病の再燃による下血のため入院している。
　入院後数日は腹痛があり，鎮痛剤（2-3回／日）投与により疼痛コントロールをしていたが，現在は鎮痛剤の内服は0-1回／日である。入院直後は禁食と輸液管理であったが，現在は成分栄養剤の投与を開始し，症状が軽減されてきたため，半消化態栄養剤との併用も開始となった。成分栄養剤投与後より下痢が継続していたが，現在は泥状便となっている。また，経腸栄養（半消化態栄養剤）開始後は，腹痛の出現はみられていない。

身 体 所 見

　身長：156 cm，体重：44.2 kg，BMI：17.2 kg/m^2，体温：37.5℃，JCS[*1]：0，
　腹部：平坦・軟[*2]，臍周囲に圧痛＋＋，反跳痛[*3]・筋性防御[*4]なし，粘血便7回／日あり

検 査 所 見

白血球数（WBC）	9,300/μL	ヘモグロビン（Hb）	10.8 g/dL
血小板数（Plt）	34.6 × 10^4/μL	総タンパク（TP）	5.4 g/dL
アルブミン（Alb）	3.6 g/dL	C反応性タンパク（CRP）	8.4 mg/dL
クレアチニン（Cr）	0.45 mg/dL	尿素窒素（BUN）	11.2 mg/dL
AST（GOT）	22 U/L	ALT（GPT）	11 U/L
血圧	108/60 mmHg		

生活および栄養・食事摂取状況

食事：禁食と輸液により腸管の安静を図っていたが，炎症が安定し腸管の使用が可能となったので，成分栄養剤（1日1回：夕，80 g/本）が開始となる。普段の食事は少なめで，どちらかというと幼少期より間食（お菓子，カップ麺）を好む食習慣であった。また，食べたら再燃するかも知れないという不安感もあり，食事による摂取量が徐々に減少していった。
1日エネルギー・栄養素摂取量：〈食事〉1,350 kcal，たんぱく質50 g
　　　　　　　　　　　　　　　〈間食〉　300 kcal，たんぱく質　3 g

活動：運動習慣なし

＊1　Japan Coma Scale（ジャパン・コーマ・スケール），意識レベルの評価法。
＊2　腹部に変な盛りあがりやへこみはなく，炎症などにより硬くもなっていない状態。
＊3　腹部を手で押したあと，すばやく放した際に痛みが強く跳び上がるような症状。
＊4　腹筋の緊張によって抵抗が発生するか否か。

● 疾患の理解

　クローン病（CD：Crohn's disease）とは，原因不明の肉芽腫性炎症性疾患のことであり，遺伝的素因を有する患者にさまざまな環境因子が関与し，腸粘膜の免疫系の調節機構が障害されることによって炎症が生じる[1]。疾患・病態の特徴は，口腔から肛門までの消化管に病変を生じ，全層性の腸管炎症により狭窄や瘻孔を伴う[2]。内科的治療として，栄養療法と薬物療法があり，栄養療法において経腸栄養剤のエレンタール®が標準的に使用されているが，根治的治療法がなく，寛解（軽快）と再燃を繰り返す疾患である[3]。

1. 問題となる栄養アセスメントデータの抽出

項目（領域）	問題となる栄養アセスメントデータ
食物・栄養に関連した履歴	1日エネルギー・栄養素摂取量は，食事（1,350 kcal，たんぱく質50 g）と間食（300 kcal，たんぱく質3 g）でエネルギー1,650 kcal，たんぱく質53 gである。また，食べたら再燃するという不安感もあり，食事による摂取量が徐々に減少していった。
身体計測	身長：156 cm，体重：44.2 kg，BMI：17.2 kg/m^2，体温：37.5℃ 粘血便：7回/日あり
生化学データ，臨床検査と手順	白血球数（WBC）：9,300/μL，ヘモグロビン（Hb）：10.8 g/dL，血小板数（Plt）：34.6×10^4/μL，総タンパク（TP）5.4 g/dL，アルブミン（Alb）：3.6 g/dL，C反応性タンパク（CRP）：8.4 mg/dL
栄養に焦点を当てた身体所見	食欲低下時には，何とか食べなければいけないと考え，無理に食事を摂取するものの必ず嘔吐を繰り返していた。
個人履歴	17歳，女性，高校生 高校1年時クローン病を発症，それよる肛門病変（痔ろう）に伴い座薬，軟膏の処方薬あり。 クローン病の再燃による下血のため入院。

2. 栄養診断（栄養状態の判定）

　○主要な栄養診断コードから考えられる栄養診断コードをあげる。

　NI-5.3 たんぱく質・エネルギー摂取量不足，NC-1.4 消化機能異常

3. PES報告

　○栄養診断コードごとに栄養診断（栄養状態の判定）の根拠を，栄養アセスメントの内容を参考にしながら記載する。

　BMI：17.2 kg/m^2，ヘモグロビン（Hb）：10.8 g/dL，総タンパク（TP）5.4 g/dL，アルブミン（Alb）：3.6 g/dL 低値の根拠に基づき，食べたら再燃するという不安感による食事摂取量減少が原因となった，たんぱく質・エネルギー摂取量不足である。

4. 栄養介入計画の作成

　Mx）食事と間食の摂取内容，体重，BMI，血清アルブミン，便形状

　Rx）腸管の安静と十分なエネルギー量の確保に努める（35〜40 kcal/標準体重kg/日）。また，高たんぱく（1.5 g/kg/日），低脂肪（30 g未満/日），低残渣（10〜15 g/日）とする。著しい低栄養や高度の合併症を認める場合は，絶食として中心静脈栄養とする[4]。

　Ex）寛解と再燃を繰り返すことから，食事療法の重要性に対する理解を深める[5]。

5. 栄養・食事計画（食品構成）の作成
（1）栄養・食事計画におけるポイント

① **栄養補給法** → 　急性期：中心静脈栄養（TPN）または経腸栄養（EN）（成分栄養剤
　　　　　　　　　　　　　　　　（ED），半消化態栄養剤）

　　　　　　　　　　寛解時：日常食の導入を考慮[6]（経口栄養）

② **食 　形 　態** → 　寛解時：軟食形態（低脂肪・低残渣）

③ **そ 　の 　他** →

クローン病の栄養基準

エネルギー（kcal/kg）	たんぱく質（g/kg）	脂 　質（g）
30 〜 35 40（体重減少時）	1.5 程度	30 未満（経腸栄養含む）

　　本症例：身長 156 cm，標準体重は 53.5 kg（実体重 44.2 kg）である。上記栄養基準に照
　　　　　らし合せ，エネルギー 2,100 kcal，たんぱく質 80 g，脂質 30 g 未満とする。

　　　　　　ただし，在宅成分栄養経腸栄養補給法に基づく栄養・食事療法のスライド
　　　　　方式では，1 日必要エネルギーの 1/2 〜 1/3 量を食事（低脂肪，低残渣）とし
　　　　　て調整する[4]。

(2) 栄養基準と食品構成

<table>
<tr><td rowspan="2">〔給与栄養目標量〕</td><td></td><td>エネルギー
(kcal)</td><td>たんぱく質
(g)</td><td>脂 質
(g)</td><td>食塩相当量
(g)</td><td>食物繊維総量
(g)</td></tr>
<tr><td>固形食（粥）</td><td>900</td><td>30</td><td>20</td><td>4.0</td><td>12 未満</td></tr>
<tr><td></td><td>成分栄養剤
（80 g ×4パック）</td><td>1,200</td><td>53</td><td>2.0</td><td>2.6</td><td>-</td></tr>
<tr><td></td><td>合　　計</td><td>2,100</td><td>80</td><td>30 未満</td><td>7.0 未満</td><td>12 未満</td></tr>
</table>

食品構成表

食 品 群		純使用量 (g)	エネルギー (kcal)	たんぱく質 (g)	脂 質 (g)	ナトリウム (mg)	食物繊維総量 (g)
穀　　類	米	100	342	6.1	0.9	1	0.5
	パ ン 類	-	-	-	-	-	-
	めん類（ゆでうどん）	100	95	2.6	0.4	120	1.3
	その他の穀類	-	-	-	-	-	-
い も 類	いも・生	50	36	0.9	0.1	3	3.1
	こんにゃく類	-	-	-	-	-	-
砂 糖 類		20	76	0.0	0.0	0	0.0
大 豆 大豆製品	豆腐・大豆製品	30	46	3.9	3.2	12	0.8
	その他の豆類	-	-	-	-	-	-
種 実 類		-	-	-	-	-	-
野 菜 類	緑黄色野菜	50	12	1.1	0.2	10	1.5
	その他の野菜	100	22	1.3	0.1	8	1.9
	野菜漬け物	-	-	-	-	-	-
果 物 類	柑 橘 類	-	-	-	-	-	-
	その他の果物	100	56	0.7	0.2	1	1.2
	加糖加工品	30	56	0.1	0.0	2	0.3
きのこ類		-	-	-	-	-	-
藻 　 類		-	-	-	-	-	-
魚 介 類	生（真たら）	20	14	3.5	0.0	22	0.0
	塩, 生干し, 乾燥	-	-	-	-	-	-
	水産練り製品	10	11	1.2	0.2	83	0.0
肉 　 類	生（鶏むね皮なし）	25	28	6.1	0.5	9	0.0
	加 工 品	-	-	-	-	-	-
卵 　 類		15	21	1.8	1.5	25	0.0
乳・乳製品（ヨーグルト）		80	52	3.4	0.2	48	0.0
油 脂 類		2	17	0.0	2.0	1	0.0
調味料・ 香辛料類	調味料類	12	23	0.4	1.4	389	0.1
	食 塩	1.5	0	0.0	0.0	585	0.0
合　　　計		907	33.2	10.8		1319	10.6

食塩相当量　3.4 g
〔栄養素比率〕　穀類エネルギー比　　　48%
たんぱく質エネルギー比　15%
脂質エネルギー比　　　11%
炭水化物エネルギー比　74%
動物性たんぱく質比　　48%

5-2. 過敏性腸症候群（下痢型）［実習症例］

症例

32歳，男性，銀行勤務（渉外部），家族4人暮らし（妻，子ども2人）

主訴

高校生の頃より，腹痛を伴う下痢傾向にあった。そのため，複数の病院に受診したが，検査では異常はみられず，腹部不快感はあるものの整腸剤や下痢止めを処方されていた。大学卒業後銀行勤務となったが，業務遂行上の緊張感と顧客とのトラブル等も発生し，慢性的な腹痛と便通異常（下痢）症状が増悪し不安となり外来受診となった。

既往歴

16歳：下痢症（止瀉薬，整腸薬，乳酸菌）
29歳：うつ病（選択的セロトニン再取り込み阻害薬）

現病歴

就職活動では大手商社と銀行を受験し，最終的に銀行を選択し入職することができた。当時の外来担当医より，「胃腸は考える臓器であるため，頭がよく感受性のよい人が罹る病気」と励まされながら銀行員として従事してきた。最近，腹痛と頻便（3～6回／日）を自覚し，これまで投薬等により何とかコントロールしてきたが，新年度より主任に昇格したことにより，新入社員への指導等銀行内での責任感が増し，ストレスを強く感じるようになった。その後，症状が増悪してきたため外来受診後，緊急入院となった。

身体所見

身長：174cm，体重：64kg，体温：36.5℃
腹部：平坦・軟，胸部：呼吸音左右差なし，心音整，グル音（腸蠕動音）：軽度低下

体組成測定

体脂肪率22.5%，体脂肪量14.4kg，除脂肪量49.6kg，基礎代謝量1,550kcal

検査所見

白血球数（WBC）	8,100/μL	ヘモグロビン（Hb）	12.5g/dL
血小板数（Plt）	30.6×10⁴/μL	総タンパク（TP）	6.2g/dL
アルブミン（Alb）	4.1g/dL	C反応性タンパク（CRP）	5.3mg/dL
クレアチニン（Cr）	0.86mg/dL	尿素窒素（BUN）	13.7mg/dL
AST（GOT）	24U/L	ALT（GPT）	20U/L
尿検査	異常なし	便潜血反応	陰性
血圧	116/62mmHg	脈拍数	99回／分

生活および栄養・食事摂取状況

食事：朝食は家族と一緒に食べたいが，子どもたちと時間帯が合わない。昼食は社員食堂で日替わり定食を食べるが，油料理が多い傾向にある。仕事に追われ，喫食の時間帯が不規則となる。
1日エネルギー・栄養素摂取量：〈食事〉エネルギー2,100kcal，たんぱく質80g，脂質75g前後
〈間食〉エネルギー170kcal，たんぱく質4g，脂質3g
（どら焼1個程度）

飲酒：なし
喫煙：なし
活動：気分転換をはかるため，休日には近所の公園まで散歩に出る程度の運動である。

● 疾患の理解

　　過敏性腸症候群（IBS：irritable bowel syndrome）とは，偏食や食事量のアンバランス，睡眠不足，心理社会的ストレスなどを誘因として，腹痛，排便異常が慢性的に持続する腸管の機能的疾患であり，器質的疾患によるものではない。また，精神症状（うつ状態など）においても高い頻度で発症が認められている[7]。

1. 問題となる栄養アセスメントデータの抽出

項目（領域）	問題となる栄養アセスメントデータ
食物・栄養に関連した履歴	食事等による1日エネルギー・栄養素摂取量はエネルギー2,270 kcal，たんぱく質84 g，脂質78 gであるが，総エネルギー量に対する脂質に占める割合が33%を超えている。一つの原因として，昼食時社員食堂で日替わり定食を食べるが，油料理が多い傾向にある。 主任に昇格したことで，新入社員への指導等仕事に追われ，食事時間が不規則になっている。 服薬：止瀉薬，整腸薬，乳酸菌（16歳） 　　　選択的セロトニン再取り込み阻害薬（29歳）
身体計測	身長：174 cm，体重：64 kg，体温：36.5℃，血圧：116/62 mmHg，脈拍数：99回/分
生化学データ，臨床検査と手順	白血球数（WBC）：8,100/μL，ヘモグロビン（Hb）：12.5 g/dL，血小板数（Plt）：30.6×10⁴/μL，総タンパク（TP）6.2 g/dL，アルブミン（Alb）：4.1 g/dL，C反応性タンパク（CRP）：5.3 mg/dL
栄養に焦点を当てた身体所見	慢性的な腹痛および頻便（3～6回/日）症状
個人履歴	16歳：下痢症，29歳：うつ病

2. 栄養診断（栄養状態の判定）

　　○主要な栄養診断コードから考えられる栄養診断コードをあげる。

3. PES報告

　　○栄養診断コードごとに栄養診断（栄養状態の判定）の根拠を，栄養アセスメントの内容を参考にしながら記載する。

4. 栄養介入計画の作成

　Mx）

　Rx）

　Ex）

5. 栄養・食事計画（食品構成）の作成
（1）栄養・食事計画におけるポイント

　　① 栄養補給法　→

　　② 食　形　態　→

　　③ そ　の　他　→

（2）食品構成

6-1. 肝硬変［基本症例］

症　例

58歳，男性，公務員，家族3人暮らし（妻，子ども1人）

主　訴

全身倦怠感，下腿浮腫，腹水，腹部膨満感による食欲低下の訴え。

既往歴

50歳：B型肝炎　エンテカビル（DNAポリメラーゼ阻害薬）

現病歴

50歳時にB型肝炎を指摘されるが，仕事が忙しくそのまま放置していた。数年前より，全身倦怠感を感じるようになり，最近では下腿浮腫も認めるようになった。

今回，下腹部が膨満し，肝硬変を指摘され加療目的により入院となった。

身体所見

身長：168 cm，体重：71.2 kg（IBW：62.1 kg），BMI：25.2 kg/m^2
下腿浮腫，腹水貯留

検査所見

総タンパク（TP）	6.3 g/dL	アルブミン（Alb）	2.9 g/dL
AST（GOT）	97 U/L	ALT（GPT）	55 U/L
γGTP（γGT）	30 U/L	総ビリルビン（T-Bil）	1.9 mg/dL
アンモニア（NH$_3$）	42 μg/dL		

生活および栄養・食事摂取状況

食事：朝食は家で食べる。昼食は妻が作るお弁当を持参。夕食は基本，家で食べるが，月に2回程度外食する機会がある。休日は，3食ともほとんど家で食べる。20歳代からアルコールを摂取していたが，50歳にB型肝炎を指摘されてから禁酒している。バランスの取れた食事を心がけているが，最近，腹部膨満感があり食欲が低下してきたため，塩辛い食品を多く摂取するようになった。
1日エネルギー・栄養素摂取量：〈食事〉1,600 kcal，たんぱく質80 g，食塩12 g
飲酒：なし
喫煙：なし
活動：運動習慣は特になし。

● 疾患の理解

　　肝硬変は，あらゆる慢性進行性肝疾患の終末像であり，多くは不可逆的である。

　　肝細胞機能の低下によって進行性の肝機能障害，慢性肝不全を呈し，肝線維化，再生結節形成による血流障害によって門脈圧亢進症を併発する。

　　B型およびC型のウイルス肝炎，アルコール性および自己免疫性肝炎に起因する。

1. 問題となる栄養アセスメントデータの抽出

項目（領域）	問題となる栄養アセスメントデータ
食物・栄養に関連した履歴	1日エネルギー・栄養素摂取量はエネルギー 1,600 kcal，たんぱく質 80 g，食塩 12 g である。 バランスの良い食事を心がけ，禁酒もしている。腹部膨満感があり食欲低下。そのため，塩辛い食品を多く摂取するようになり食塩摂取量が増加している。 服薬：エンテカビル（DNA ポリメラーゼ阻害薬）（50歳）
身体計測	身長：168 cm，体重：71.2 kg（IBW：62.1 kg），BMI：25.2 kg/m^2
生化学データ，臨床検査と手順	アルブミン（Alb）：2.9 g/dL，AST（GOT）：97U/L，ALT（GPT）：55U/L，γGTP（γGT）：30U/L，総ビリルビン（T-Bil）：1.9 mg/dL，アンモニア（NH$_3$）：42 μg/dL
栄養に焦点を当てた身体所見	下腿浮腫，腹水貯留
個人履歴	50歳：B型肝炎

2. 栄養診断（栄養状態の判定）

　○主要な栄養診断コードから考えられる栄養診断コードをあげる。

　　NC-2.2　栄養関連の検査値異常

3. PES報告

　○栄養診断コードごとに栄養診断（栄養状態の判定）の根拠を，栄養アセスメントの内容を参考にしながら記載する。

　Alb 2.9 g/dL（低値），AST 97U/L（高値），ALT 55U/L（高値），T-Bil 1.9 mg/dL（高値），浮腫，腹水を根拠とし，肝臓の機能障害による栄養関連の検査値異常である。

4. 栄養介入計画の作成

　Mx）食事摂取内容（特に食塩量），Alb，AST，ALT，T-Bil，浮腫および腹水の状況

　Rx）食事療法 1,700 kcal/日，たんぱく質 75 g，脂質 37 g，食塩 5 g 未満

　Ex）浮腫による体重増加を理解させ，食塩摂取量を減らす食事内容を教育する

5. 栄養・食事計画（食品構成）の作成

（1）栄養・食事計画におけるポイント

　①栄養補給法　→　たんぱく質不耐症が出現したら，肝不全用経腸栄養製剤を併用する。

　②食　形　態　→　常食形態

　③そ　の　他　→　食道静脈瘤が確認された場合は，食道上皮組織に損傷を与えないような形態を考慮した食事（硬いものは避け，やわらかく調理したもの）とする。

（2）栄養基準と食品構成

〔給与栄養目標量〕	エネルギー (kcal)	たんぱく質 (g)	脂　質 (g)	食塩相当量 (g)	食物繊維総量 (g)
	1,700	75	37	5.0 未満	21 以上

食品構成表

食 品 群		純使用量 (g)	エネルギー (kcal)	たんぱく質 (g)	脂　質 (g)	ナトリウム (mg)	食物繊維総量 (g)
穀　類	米	220	752	13.4	2.0	2	1.1
	パ ン 類	–	–	–	–	–	–
	め ん 類	10	26	0.8	0.1	72	0.4
	その他の穀類	5	17	0.4	0.1	6	0.1
い も 類	いも・生	70	50	1.3	0.1	4	4.3
	こんにゃく類	20	1	0.0	0.0	1	0.5
砂 糖 類		20	76	0.0	0.0	0	0.0
大　豆 大豆製品	豆腐・大豆製品	60	92	7.9	6.5	23	1.6
	その他の豆類	20	47	2.5	0.3	8	2.8
種 実 類		–	–	–	–	–	–
野 菜 類	緑黄色野菜	150	35	3.2	0.5	30	4.4
	その他の野菜	200	44	2.6	0.2	16	3.8
	野菜漬け物	–	–	–	–	–	–
果 物 類	柑 橘 類	50	24	0.4	0.1	1	0.7
	その他の果物	100	56	0.7	0.2	1	1.2
	加糖加工品	–	–	–	–	–	–
きのこ類		50	23	2.0	0.3	3	4.4
藻　類		10	18	2.3	0.2	150	2.2
魚 介 類	生	70	97	13.5	5.4	81	0.0
	塩，生干し，乾燥	–	–	–	–	–	–
	水産練り製品	20	21	2.3	0.4	165	0.0
肉　類	生	50	105	9.5	7.7	23	0.0
	加 工 品	–	–	–	–	–	–
卵　類		20	28	2.4	2.0	34	0.0
乳・乳製品		150	134	7.2	9.6	171	0.0
油 脂 類		–	–	–	–	–	–
調味料・ 香辛料類	調味料類	20	38	0.7	2.3	649	0.1
	食　塩	1.2	0	0.0	0.0	468	0.0
合　計			1684	72.9	37.9	1907	27.6

食塩相当量　4.8 g

〔栄養素比率〕　穀類エネルギー比　47%
たんぱく質エネルギー比　17%
脂質エネルギー比　20%
炭水化物エネルギー比　63%
動物性たんぱく質比　48%

6-2. 肝硬変［実習症例］

症　例

　65歳，男性，無職，妻と2人暮らし

主　訴

　食欲不振，全身倦怠感，下腿浮腫。

既往歴

　60歳：アルコール性肝炎　（ウルソデオキシコール酸）

現病歴

　60歳時，総合病院にてアルコール性肝炎を指摘された。その後，アルコールの摂取量を減らし，特に症状もなかったので，そのまま放置していた。最近，食欲不振，全身倦怠感および下腿浮腫が認められることから，近医を受診したところ，アルコール性肝硬変と診断され入院となった。また，入院中の画像検査で食道静脈瘤が確認された。

身体所見

　身長：164 cm，体重：60.5 kg（IBW：59.2 kg），BMI：22.5 kg/m²
　下腿浮腫，食道静脈瘤

検査所見

総タンパク（TP）	6.5 g/dL	アルブミン（Alb）	2.8 g/dL
AST（GOT）	92 U/L	ALT（GPT）	64 U/L
γGTP（γGT）	117 U/L	総ビリルビン（T-Bil）	2.0 mg/dL
アンモニア（NH₃）	30 μg/dL		

生活および栄養・食事摂取状況

　食事：食事は3食，同い年の妻が用意してくれる。外食はほとんどしない。もともと食事量は少ないが，最近は特に食欲がなく，たくさん食べられなくなった。牛乳は，飲むと腹痛を起こすので飲めない。アルコールは肝炎を指摘されてから，ビール350 mL（毎日）に減らし，それ以上摂取しないようにした。一方で，肝臓によいといわれているウコンやしじみエキス入りのサプリメントを毎日摂取するようになった。
　1日エネルギー・栄養素摂取量：〈食事＋アルコール〉1,600 kcal，たんぱく質60 g，食塩10 g
　外食：ほとんどなし
　飲酒：毎日ビール350 mL
　喫煙：なし
　活動：運動習慣は特になし

1．問題となる栄養アセスメントデータの抽出

項目（領域）	問題となる栄養アセスメントデータ
食物・栄養に関連した履歴	1日エネルギー・栄養素摂取量はエネルギー1,600 kcal，たんぱく質60 g，食塩10 gである。 純アルコール摂取量は17 g/日である。 ウコンやしじみエキス入りサプリメントを毎日摂取。 服薬：ウルソデオキシコール酸（60歳）
身体計測	身長：164 cm，体重：60.5 kg（IBW：59.2 kg），BMI：22.5 kg/m²
生化学データ，臨床検査と手順	アルブミン（Alb）：2.8 g/dL，AST（GOT）：92U/L，ALT（GPT）：64U/L，γGTP（γGT）：117U/L，総ビリルビン（T-Bil）：2.0 mg/dL，アンモニア（NH₃）：30 μg/dL
栄養に焦点を当てた身体所見	食欲不振，下腿浮腫，食道静脈瘤
個人履歴	60歳：アルコール性肝炎

2．栄養診断（栄養状態の判定）

○主要な栄養診断コードから考えられる栄養診断コードをあげる。

3．PES報告

○栄養診断コードごとに栄養診断（栄養状態の判定）の根拠を，栄養アセスメントの内容を参考にしながら記載する。

4．栄養介入計画の作成

Mx）

Rx）

Ex）

5．栄養・食事計画（食品構成）の作成

（1）栄養・食事計画におけるポイント

① 栄養補給法　→

② 食　形　態　→

③ そ　の　他　→

（2）食品構成

7-1. CKD（慢性糸球体腎炎）［基本症例］

症　例

55 歳，男性，会社員（事務職），家族 2 人暮らし（母）

主　訴

慢性糸球体腎炎で通院加療中。今まで大きな問題はなかったが，食事の準備をしてくれていた母が骨折で入院。職場と病院の往復で忙しくなり，生活が乱れた。食事もままならない生活をしているうちに，検査データが悪化した。

既 往 歴

45 歳：高血圧（現在，ACE 阻害薬）

現 病 歴

慢性糸球体腎炎。
　原因ははっきりしないが，5 年前より慢性糸球体腎炎にて定期的に通院加療。ここ数年は病状に変化なく過ごしていたが，2 か月前から病状が悪化。

身 体 所 見

身長：168 cm，体重：66 kg（20 歳時 60 kg，45 歳時 70 kg），IBW：62 kg（BMI 23.4 kg/m^2）

検 査 所 見

アルブミン（Alb）	4.3 g/dL	尿素窒素（BUN）	19 mg/dL
クレアチニン（Cr）	1.22 mg/dL	eGFR	49 mL/ 分 /1.73 m^2
ヘモグロビン（Hb）	13.7 g/dL	ナトリウム（Na）	144 mg/dL
カリウム（K）	4.0 mEq/L	クロール（Cl）	104 mEq/L
カルシウム（Ca）	9.2 mg/dL	無機リン（IP）	3.7 mg/dL
尿タンパク	（＋）	血圧	138/90 mmHg

生活および栄養・食事摂取状況

食事：以前は，朝・夕食は母が準備したものを食べていたが，母が入院している現在は自炊。朝食は，前夜に近所のコンビニエンスストアで購入したマーガリン入り黒糖ロールパン 2 個とサラダチキン 1 個と千切りキャベツ，牛乳 1 本の毎日。夕食は，レトルトご飯と病院の帰りに惣菜店で購入するロースカツかサーモンフライをおかずですませている。減塩の食生活は長いので，調味料はあまり使わなくても食べることができる。昼食は以前と変わらず，毎日，社員食堂で日替わりヘルシーランチを選び，汁物や漬物には手をつけないようにしながら食べている。間食の習慣はない。
1 日エネルギー・栄養素摂取量：〈食事〉2,000 kcal，たんぱく質 90 g，食塩 7 g
飲酒：なし
喫煙：なし
活動：運動習慣なし

● 疾患の理解

　慢性腎臓病（CKD：chronic kidney disease）は，すべての腎疾患の総称である。CKD の発症原因や進行速度は異なるが，高血圧や糖尿病や耐糖能異常，脂質異常症，肥満などが危険因子となる。尿タンパク量が多いほど腎機能低下の進行が速い。また，腎機能低下の程度が高いほど心血管疾患の発症のリスクが高くなる。そのため，末期腎不全と心血管疾患の発症防止と進展抑制のために，禁煙や減塩等，生活習慣の修正が重要となる。栄養食事基準は CKD のステージにより異なる。

CKD の重症度分類（CKD 診療ガイド 2012）[注]

原疾患	蛋白尿区分		A1	A2	A3
糖尿病	尿アルブミン定量 （mg/日） 尿アルブミン /Cr 比 （mg/gCr）		正常	微量アルブミン尿	顕性アルブミン尿
			30 未満	30 ～ 299	300 以上
高血圧 腎炎 多発性嚢胞腎 移植腎 不明 その他	尿蛋白定量 （g/日） 尿蛋白 /Cr 比 （g/gCr）		正常	軽度蛋白尿	高度蛋白尿
			0.15 未満	0.15 ～ 0.49	0.50 以上
GFR 区分 （mL/ 分 /1.73 m²）	G1 正常または高値	≧ 90			
	G2 正常または軽度低下	60 ～ 89			
	G3a 軽度～中等度低下	45 ～ 59			
	G3b 中等度～高度低下	30 ～ 44			
	G4 高度低下	15 ～ 29			
	G5 末期腎不全（ESKD）	< 15			

重症度は原疾患・GFR 区分・蛋白尿区分を合わせたステージにより評価する。CKD の重症度は死亡，末期腎不全，心血管死亡発症のリスクを　　　のステージを基準に，▨▨▨，▨▨▨，▨▨▨の順にステージが上昇するほどリスクは上昇する。

注：わが国の保険診療では，アルブミン尿の定量測定は，糖尿病または糖尿病性早期腎症であって微量アルブミン尿を疑う患者に対し，3 カ月に 1 回に限り認められている。糖尿病において，尿定性で 1 ＋以上の明らかな尿蛋白を認める場合は尿アルブミン測定は保険で認められていないため，治療効果を評価するために定量検査を行う場合は尿蛋白定量を検討する。

（日本腎臓学会編：エビデンスに基づく CKD 診療ガイドライン 2018, p.3）

1．問題となる栄養アセスメントデータの抽出

項目（領域）	問題となる栄養アセスメントデータ
食物・栄養に関連した履歴	1日エネルギー・栄養素摂取量は，エネルギー 2,000 kcal，たんぱく質 90 g，食塩 7 g である。間食の習慣はない。調理担当の母が入院のため自炊。 朝食：マーガリン入り黒糖ロールパン 2 個，サラダチキン 1 個，千切りキャベツ，牛乳 1 本 昼食：社員食堂で日替わりヘルシーランチ（汁物や漬物は食べない） 夕食：レトルトご飯，惣菜店で購入するロースカツかサーモンフライ 服薬：ACE 阻害薬
身体計測	身長：168 cm　体重：66 kg（20 歳時：60 kg，45 歳時：70 kg） IBW：62 kg　（BMI：23.4 kg/m^2）
生化学データ，臨床検査と手順	Cr 1.22 mg/dL，eGFR 49 mL/ 分 /1.73 m^2，尿タンパク（+）
栄養に焦点を当てた身体所見	血圧：138/90 mmHg
個人履歴	55 歳，男性，会社員（事務職）。5 年前より慢性糸球体腎炎にて加療中。同居の母は骨折で入院中。

2．栄養診断（栄養状態の判定）

○主要な栄養診断コードから考えられる栄養診断コードをあげる。

　NI-5.7.2 たんぱく質摂取量過剰，NI-5.10.2 ミネラル（ナトリウム）摂取量過剰

3．PES 報告

○栄養診断コードごとに栄養診断（栄養状態の判定）の根拠を，栄養アセスメントの内容を参考にしながら記載する。

　たんぱく質摂取量 1.45 g/kg/日と過剰，eGFR 49 mL/ 分 /1.73 m^2 低値，尿タンパク（+），の根拠に基づき，時間的・精神的に余裕がなく食事に意識を向けないことが原因となった，たんぱく質摂取量過剰である。

4．栄養介入計画の作成

Mx）たんぱく質摂取量，eGFR，尿タンパク

Rx）食事療法 2,000 kcal/ 日，たんぱく質 60 g，食塩 3 g 以上 6 g 未満

Ex）腎機能低下に伴い，たんぱく質摂取量を制限する必要があることを理解する

　　適正なたんぱく質摂取量を理解し，食事のとり方の基本パターンを身につける

　　既製品や市販食品の栄養量を知り，選び方と量を理解する

5．栄養・食事計画（食品構成）の作成

（1）栄養・食事計画におけるポイント

①**栄養補給法**　→　摂食機能や食欲に問題なしのため，経口栄養法

②**食　形　態**　→　常食形態

③**そ　の　他**　→　減塩食とし，本人の嗜好を考慮しながら，酸味や香辛料や香味野菜を利用する等，メリハリのある味付けを心がける。また，腎機能が低下し CKD ステージ G3a となったため，以前の食事よりもたんぱく質源となる食品の使用量を減らすので，野菜や海藻，果物を用いて満足感のある食事とする。

（2）栄養基準と食品構成

〔給与栄養目標量〕

	エネルギー (kcal)	たんぱく質 (g)	脂 質 (g)	食塩相当量 (g)	食物繊維総量 (g)
	2,000	60	55	6.0未満	20

食品構成表

食品群		純使用量 (g)	エネルギー (kcal)	たんぱく質 (g)	脂 質 (g)	ナトリウム (mg)	食物繊維総量 (g)
穀 類	米	200	684	12.2	1.8	2	1.0
	パン類	40	112	3.5	2.6	197	1.2
	めん類	–	–	–	–	–	–
	その他の穀類	15	52	1.2	0.3	18	0.4
いも類	いも・生	60	43	1.1	0.1	4	3.7
	こんにゃく類	30	2	0.0	0.0	2	0.8
砂糖類		20	76	0.0	0.0	0	0.0
大豆・大豆製品	豆腐・大豆製品	20	31	2.6	2.2	8	0.5
	その他の豆類	–	–	–	–	–	–
種実類		5	31	1.0	2.7	5	0.5
野菜類	緑黄色野菜	100	23	2.1	0.3	20	2.9
	その他の野菜	220	48	2.9	0.2	18	4.2
	野菜漬け物	–	–	–	–	–	–
果物類	柑橘類	40	19	0.3	0.1	1	0.6
	その他の果物	60	34	0.4	0.1	1	0.7
	加糖加工品	150	279	0.6	0.2	12	1.7
きのこ類		20	9	0.8	0.1	1	1.7
藻 類		5	9	1.1	0.1	75	1.1
魚介類	生	50	70	9.7	3.9	58	0.0
	塩, 生干し, 乾燥	–	–	–	–	–	–
	水産練り製品	–	–	–	–	–	–
肉 類	生	55	115	10.5	8.5	25	0.0
	加工品	–	–	–	–	–	–
卵 類		50	70	6.0	5.1	84	0.0
乳・乳製品		103	92	4.9	6.6	117	0.0
油脂類		20	174	0.0	19.6	13	0.0
調味料・香辛料類	調味料類	10	19	0.4	1.1	324	0.1
	食塩	2.5	0	0.0	0.0	975	0.0
合　計			1991	61.3	55.5	1958	21.0

食塩相当量　5.0 g
〔栄養素比率〕　穀類エネルギー比　43%
たんぱく質エネルギー比　12%
脂質エネルギー比　24%
炭水化物エネルギー比　64%
動物性たんぱく質比　51%

7-2. CKD（慢性糸球体腎炎）［実習症例］

症　例

47 歳，男性，自営業（食肉小売業），家族 3 人暮らし（妻・母）
32 歳の時に父は脳卒中にて他界（享年 55 歳）

主　訴

倦怠感：40 歳代後半になってから，店頭で販売をしていても疲労感が著しい。「商売は体力勝負。3 度の食事はしっかり食べないとダメだ。夕食をちゃんと食べよう」と思い，毎日の晩酌もやめて，食事をしっかり食べるようにしたが，疲れがとれない。

既 往 歴

40 歳：高尿酸血症，高血圧（カルシウム拮抗薬）

現 病 歴

高血圧，高尿酸血症の診断にて近医に通院しているが，時々中断。処方された薬を内服しているが，数年前からタンパク尿も認められるようになり，薬も初めの頃より増えている。医師からは「塩とお酒は控えるように」と言われていたが，減塩・節酒はいつも 3 日坊主。
半年くらい前から腎臓専門医に診てもらうようにといわれていたが，そのままにしていた。
今年に入り体力に自信がなくなってきたため，3 か月前から毎日の晩酌をやめて夕食を食べるようにしたにもかかわらず，疲れがとれない。そのため，ようやく県立病院を受診したところ，CKD（慢性糸球体腎炎）ステージ G3 b と診断された。

身 体 所 見

身長：169 cm，体重：74 kg（40 歳時 75 kg，45 歳時 73 kg），BMI：25.9 kg/m^2，腹囲：92 cm

体組成測定結果

体脂肪率 28%

検 査 所 見

アルブミン（Alb）	3.8 g/dL	尿素窒素（BUN）	23 mg/dL
クレアチニン（Cr）	1.84 mg/dL	eGFR	33 mL/ 分 /1.73 m^2
ヘモグロビン（Hb）	11.2 g/dL	尿酸（UA）	7.1 mg/dL
LDL コレステロール（LDL-C）	157 mg/dL	HDL コレステロール（HDL-C）	42 mg/dL
中性脂肪（TG）	159 mg/dL	ヘモグロビン A1c（HbA1c）	5.3%
ナトリウム（Na）	141 mg/dL	カリウム（K）	5.1 mEq/L
クロール（Cl）	105 mEq/L	カルシウム（Ca）	9.1 mg/dL
無機リン（IP）	4.6 mg/dL	尿タンパク	0.2 g/ 日
尿潜血	（＋）	尿糖	（－）
血圧	135/89 mmHg		

生活および栄養・食事摂取状況

祖父の代から続く肉屋で，自家製焼豚やメンチカツ，コロッケ等も評判で繁盛している。
食事：食事は妻が用意してくれる。朝食は和食中心。朝食の準備中にコップ 1 杯の牛乳とバナナ 1 本を食べて待つ。昼は，家族揃って食べることは難しいため，カレーや八宝菜等の作り置きのおかずで大盛りのご飯を食べる状況。母が漬けたぬか漬けは程よい塩加減のため，夕食はそのぬか漬けと妻が用意した野菜料理を肴に晩酌をするのが唯一ともいえる楽しみで，お酒を飲まない日はなかった。体力に自信がなくなり，3 か月前より禁酒。そのため，ぬか漬けも 2 ～ 3 切れとなり，その分，店の残り物が 2 品程度加わり，茶碗 1 膳のご飯を食べている。
菓子は食べないが，日中に濃厚バニラアイスを 1 個食べるのが習慣となっている。
1 日エネルギー・栄養素摂取量：〈食事〉2,500 kcal，たんぱく質 75 g，食塩 8 g
飲酒：なし
喫煙：なし
活動：店では立っている時間が多い。運動習慣なし。

1．問題となる栄養アセスメントデータの抽出

項目（領域）	問題となる栄養アセスメントデータ
食物・栄養に関連した履歴	1日エネルギー・栄養素摂取量は，エネルギー 2,500 kcal，たんぱく質 75 g，食塩 8 g である。 朝食前にバナナと牛乳 1 本。朝食は和食中心。昼食は，妻が作り置きしたおかず（カレーや八宝菜等）で大盛りのご飯を食べる。夕食は，ご飯 1 膳と店（肉屋）の残り物 2 品，野菜料理，ぬか漬け 2 〜 3 切れ。間食に濃厚バニラアイスクリームを 1 個食べる習慣がある。 服薬：カルシウム拮抗薬（40 歳）
身体計測	身長：169 cm，体重：74 kg（40 歳時 75 kg，45 歳時 73 kg） BMI：25.9 kg/m^2，腹囲：92 cm，体脂肪率：28%
生化学データ，臨床検査と手順	尿素窒素（BUN）：23 mg/dL，クレアチニン（Cr）：1.8 mg/dL，eGFR：33 mL/分/1.73 m^2 尿酸（UA）：7.1 mg/dL，LDL コレステロール（LDL-C）：157 mg/dL，中性脂肪（TG）：159 mg/dL，カリウム（K）：5.1 mEq/L，尿タンパク：0.2 g/日，尿潜血（+）
栄養に焦点を当てた身体所見	肥満，疲労 血圧：135/89 mmHg
個人履歴	47 歳，男性，自営業（食肉小売業）。40 歳の時に高尿酸血症，高血圧と診断され治療開始するも，時々自己中断。 父は脳卒中にて他界（享年 55 歳）

2．栄養診断（栄養状態の判定）

○主要な栄養診断コードから考えられる栄養診断コードをあげる。

3．PES 報告

○栄養診断コードごとに栄養診断（栄養状態の判定）の根拠を，栄養アセスメントの内容を参考にしながら記載する。

4．栄養介入計画の作成

Mx）

Rx）

Ex）

5．栄養・食事計画（食品構成）の作成

（1）栄養・食事計画におけるポイント

①栄養補給法　→

②食　形　態　→

③そ　の　他　→

（2）食品構成

8-1. 高血圧［基本症例］

55 歳，男性，会社員（事務職），妻と 2 人暮らし

主　訴

会社の健康診断で血圧が高いと指摘され受診

既 往 歴

48 歳：ドライアイ

現 病 歴

2 年ほど前の健康診断から，血圧が高いことを指摘されていたが，仕事も忙しく，特別な自覚症状がなかったため受診することなく放置していた。今年の健康診断でも血圧の異常を指摘されたため，心配になって外来を受診した。

身 体 所 見

身長：165 cm，体重：66 kg，IBW：60 kg，BMI：24.2 kg/m²

検 査 所 見

総タンパク（TP）	7.4 g/dL	アルブミン（Alb）	4.9 g/dL
ヘモグロビン（Hb）	15.8 g/dL	総コレステロール（TC）	256 mg/dL
HDL コレステロール（HDL-C）	55 mg/dL	LDL コレステロール（LDL-C）	185 mg/dL
空腹時血糖値（FPG）	98 mg/dL	クレアチニン（Cr）	0.8 mg/dL
尿素窒素（BUN）	11 mg/dL	血圧	151/102 mmHg

生活および栄養・食事摂取状況

食事：食事は 3 食摂取しているが，仕事が忙しい時は，昼食や夕食を食べる時間が不規則となる場合がある。朝食は，自宅でご飯，味噌汁，ハムエッグ，明太子やのり佃煮，昼食は，会社の近くのうどん専門店や牛丼店やラーメン店などで食べることが多い，夕食は，自宅で食事をしているが，帰宅時間が不規則なため 22 時以降になることもある。夕食時には，妻が準備している食事と酒の肴と缶ビール（350 mL）2 缶をほぼ毎日摂取している。食べ物は，味の濃いものが好きである。会社の近くのうどん店では，天ぷらうどんを好んで食べている。牛丼店では，牛丼と味噌汁と漬物をセットで食べることが多い。野菜類の摂取は，夕食に少し食べる程度である。電車通勤であるが駅から会社まで 10 分程度は歩いている。

1 日エネルギー・栄養素摂取量：〈食事〉2,200 kcal，たんぱく質 90 g，食塩 15 g
飲酒：缶ビール 350 mL × 2 缶
喫煙：なし
活動：会社では事務を担当しているため，座っていることが多い。

● 疾患の理解

　血圧とは，血液が血管にあたえる血管の内圧で，普通は動脈内圧のことをいう。最高値が収縮期血圧で最低値が拡張期血圧である。安静時の血圧が基準値より高い場合が高血圧である。

　日本高血圧学会（高血圧治療ガイドライン 2019）の成人における血圧の分類では，診察室血圧での I 度高血圧以上の高血圧の基準は，収縮期血圧 140 mmHg 以上かつ／または拡張期血圧 90 mmHg 以上とされている。

　高血圧は，原因の有無によって本態性高血圧と二次性高血圧に分類されている。高血圧の約 90％が本態性高血圧といわれており原因が明らかでなく，遺伝や体質，加齢や生活習慣（食塩の過剰摂取，身体活動の低下，肥満，アルコールの過剰摂取，喫煙）などが関与して発症すると考えられている。二次性高血圧は，原因疾患が明らかで，その症状の一つとして高血圧をきたしているものである。腎性高血圧，内分泌高血圧，血管性高血圧などがある。

分　類	診察室血圧（mmHg）			家庭血圧（mmHg）		
	収縮期血圧		拡張期血圧	収縮期血圧		拡張期血圧
正常血圧	<120	かつ	<80	<115	かつ	<75
正常高値血圧	120-129	かつ	<80	115-124	かつ	<75
高値血圧	130-139	かつ／または	80-89	125-134	かつ／または	75-84
I 度高血圧	140-159	かつ／または	90-99	135-144	かつ／または	85-89
II 度高血圧	160-179	かつ／または	100-109	145-159	かつ／または	90-99
III 度高血圧	≧180	かつ／または	≧110	≧160	かつ／または	≧100
（孤立性）収縮期高血圧	≧140	かつ	<90	≧135	かつ	<85

（日本高血圧学会：高血圧治療ガイドライン 2019, p.18）

1．問題となる栄養アセスメントデータの抽出

項目（領域）	問題となる栄養アセスメントデータ
食物・栄養に関連した履歴	食事時間は不規則ではあるが 1 日 3 食摂取している。1 日エネルギー・栄養素摂取量は，エネルギー 2,200 kcal，たんぱく質 90 g，食塩 15 g である。昼食は会社の近くの飲食店で麺類や丼物を摂取している。缶ビール 350 mL × 2 本をほぼ毎日摂取。食べ物は，味の濃いものを好む。野菜類の摂取は少ない。
身体計測	身長：165 cm，体重：66 kg，IBW：60 kg，BMI：24.2 kg/m^2
生化学データ，臨床検査と手順	総コレステロール（TC）：256 mg/dL，LDL コレステロール（LDL-C）：185 mg/dL，血圧：151/102 mmHg
栄養に焦点を当てた身体所見	電車通勤であるが駅から会社まで 10 分程度は歩いている。
個人履歴	48 歳：ドライアイ

2. 栄養診断（栄養状態の判定）

○主要な栄養診断コードから考えられる栄養診断コードをあげる。

NI-2.2 経口摂取量過剰，NI-5.10.2（7）ナトリウム（食塩）摂取量過剰，

NB-1.1 食物・栄養関連の知識不足

3. PES 報告

○栄養診断コードごとに栄養診断（栄養状態の判定）の根拠を，栄養アセスメントの内容を参考にしながら記載する。

　血圧 151/102 mmHg 高値，食塩摂取量 15 g/日，濃い味付けを好む，野菜・果物類の摂取不足の根拠に基づき，減塩に関する食物・栄養関連の知識不足が原因となった，ナトリウム（食塩）摂取量過剰である。

4. 栄養介入計画の作成

Mx）血圧，食塩摂取量，味付け嗜好，野菜・果物類の摂取量

Rx）食事療法 1,800 kcal/日，たんぱく質 70 g/日，食塩 6 g/日未満

　　栄養食事指導で外食に含まれる食塩量を示し，減塩のための食品選択を理解させる。

　　調理担当者の妻にも減塩のための調理法などを指導する。

Ex）麺類は塩分が多いのでスープは残して食べる回数を減らす。

　　味噌汁は 1 日 1 杯にする。

　　加工食品は塩分が多いので使用を控える。

　　生野菜の献立を毎食 1 品追加する。果物を 1 日 1 品取り入れる。

5. 栄養・食事計画（食品構成）の作成

（1）栄養・食事計画におけるポイント

① 栄 養 補 給 法　→　食塩量を少なく，カリウムや食物繊維を十分に摂取する。

② 食　形　態　→　常食形態

③ そ　の　他　→　嗜好品：アルコールの過剰摂取は控える。

　　　　　　　　　　　　　　（エタノール換算で 20 ～ 30 mL/日以下にする）

（2）栄養基準と食品構成

〔給与栄養目標量〕

エネルギー (kcal)	たんぱく質 (g)	脂　質 (g)	炭水化物 (g)	カリウム (mg)	食塩相当量 (g)	食物繊維総量 (g)
1,800	70	50	280	3,000	6.0 未満	20

食品構成表

食　品　群		純使用量 (g)	エネルギー (kcal)	たんぱく質 (g)	脂　質 (g)	炭水化物 (g)	カリウム (mg)	ナトリウム (mg)	食物繊維総量 (g)
穀　類	米	225	770	13.7	2.0	175	200	2	1.1
	パ ン 類	1	3	0.1	0.1	0	1	5	0.0
	め ん 類	10	26	0.8	0.1	6	14	72	0.4
	その他の穀類	2	7	0.2	0.0	1	2	2	0.0
いも類	いも・生	50	36	0.9	0.1	10	237	3	3.1
	こんにゃく類	5	0	0.0	0.0	0	2	0	0.1
砂 糖 類		10	38	0.0	0.0	10	2	0	0.0
大　豆 大豆製品	豆腐・大豆製品	50	77	6.6	5.4	2	126	20	1.3
	その他の豆類	30	71	3.7	0.5	15	200	12	4.2
種 実 類		2	12	0.4	1.1	0	11	2	0.2
野菜類	緑黄色野菜	150	35	3.2	0.5	7	665	30	4.4
	その他の野菜	200	44	2.6	0.2	11	484	16	3.8
	野菜漬け物	−	−	−	−	−	−	−	−
果 物 類	柑 橘 類	100	47	0.8	0.2	12	166	2	1.4
	その他の果物	50	28	0.4	0.1	7	111	1	0.6
	加糖加工品	1	2	0.0	0.0	0	1	0	0.0
きのこ類		15	7	0.6	0.1	2	65	1	1.3
藻　　類		15	26	3.4	0.3	4	208	225	3.3
魚 介 類	生	80	111	15.4	6.2	0	276	92	0.0
	塩，生干し，乾燥	−	−	−	−	−	−	−	−
	水産練り製品	−	−	−	−	−	−	−	−
肉　類	生	60	125	11.4	9.2	0	159	27	0.0
	加 工 品	−	−	−	−	−	−	−	−
卵　　類		30	42	3.6	3.0	0	39	50	0.0
乳・乳製品		200	178	9.6	12.8	9	286	228	0.0
油 脂 類		13	113	0.0	12.8	0	0	8	0.0
調味料・ 香辛料類	調味料類	20	38	0.7	2.3	3	38	649	0.1
	食　塩	2	0	0.0	0.0	0	2	780	0.0
合　　　計			1836	78.0	56.9	275	3294	2226	25.4

食塩相当量　5.7 g

〔栄養素比率〕　穀類エネルギー比　　44%
　　　　　　　たんぱく質エネルギー比　17%
　　　　　　　脂質エネルギー比　　28%
　　　　　　　炭水化物エネルギー比　60%
　　　　　　　動物性たんぱく質比　　51%

8-2. 高血圧［実習症例］

症　例

47 歳，男性，衣料品会社営業職（課長），単身赴任 4 年目

主　訴

血圧が高くなっていた。

既　往　歴

42 歳：高尿酸血症（痛風）

現　病　歴

以前は，家族と一緒に暮らしていたが，課長に昇任し，単身赴任 4 年目となっている。業務は営業で，会社の車で取り引き先の販売店に移動することが多い。会社の健康診断で，高血圧を指摘されていたが，仕事が忙しく受診する機会がとれず食事療法にも取り組んでいなかった。会社に設置してある血圧測定器で計測したところ高値であった。会社の同僚から受診をすすめられ外来受診となった。

身　体　所　見

身長：170 cm，体重：69 kg，IBW：63.6 kg，BMI：23.9 kg/m²

検　査　所　見

総タンパク（TP）	7.0 g/dL	アルブミン（Alb）	4.6 g/dL
ヘモグロビン（Hb）	15.4 g/dL	総コレステロール（TC）	230 mg/dL
HDL コレステロール（HDL-C）	38 mg/dL	LDL コレステロール（LDL-C）	142 mg/dL
AST（GOT）	29 U/L	ALT（GPT）	29 U/L
空腹時血糖値（FPG）	102 mg/dL	クレアチニン（Cr）	0.8 mg/dL
尿素窒素（BUN）	10.1 mg/dL	尿酸（UA）	7.5 mg/dL
血圧	163/108 mmHg		

生活および栄養・食事摂取状況

食事：家族から食塩の多い食事には気をつけるよう注意されてはいるが，単身赴任となり営業の仕事や課長としての管理職の業務等で慌ただしい日々を送っており，食事は不規則となっている。朝は，食パンとチーズ，インスタントスープなどで，昼食は，ほとんど営業の途中で外食しているが，定食を選ぶことが多い。おにぎりを間食として食べることもある。夕食は，部下や同僚から居酒屋に誘われると断れない性格であり，同僚と一緒に居酒屋でビールを飲みながら食べることが多くなってる。単身赴任先での住まいは，会社の近くに部屋を借りており徒歩 5 分程度の距離である。休日は，車で自宅に帰って過ごしており，食事は家族が準備してくれる食塩を控えた料理を食べている。

1 日エネルギー・栄養素摂取量：〈食事〉2,100 kcal，たんぱく質 95 g，食塩 13 g

飲酒：ビール（中ジョッキ）× 1 杯程度

喫煙：なし

活動：会社では営業のため車で移動することが多い。

1．問題となる栄養アセスメントデータの抽出

項目（領域）	問題となる栄養アセスメントデータ
食物・栄養に関連した履歴	単身赴任である。仕事の関係で食事時間は不規則となっている。1日エネルギー・栄養素摂取量は，エネルギー 2,100 kcal，たんぱく質 95 g，食塩 13 g である。昼食は定食を選ぶ。夕食は同僚と居酒屋に行くことが多い。野菜類やきのこ，海藻類，果物の摂取は少ない。休日は自宅に帰って過ごしており食塩を控えた食事をしている。
身体計測	身長：170 cm，体重：69 kg，IBW：63.6 kg，BMI：23.9 kg/m²
生化学データ，臨床検査と手順	総コレステロール（TC）：230 mg/dL，HDL コレステロール（HDL-C）：38 mg/dL，LDL コレステロール（LDL-C）：142 mg/dL，尿酸（UA）：7.5 mg/dL，血圧：163/108 mmHg
栄養に焦点を当てた身体所見	会社の近くに部屋を借りており歩いて 5 分程度の距離である。
個人履歴	42 歳：高尿酸血症（痛風）

2．栄養診断（栄養状態の判定）
　○主要な栄養診断コードから考えられる栄養診断コードをあげる。

3．PES 報告
　○栄養診断コードごとに栄養診断（栄養状態の判定）の根拠を，栄養アセスメントの内容を参考にしながら記載する。

4．栄養介入計画の作成
　Mx）

　Rx）

　Ex）

5．栄養・食事計画（食品構成）の作成
（1）栄養・食事計画におけるポイント
　　①栄養補給法　→
　　②食　形　態　→
　　③そ　の　他　→
（2）食品構成

9-1. 摂食嚥下障害（認知症）［基本症例］

症　例

70 歳，男性，高齢者施設入所者

主　訴

食事の配膳後，料理をじっと見つめたまま，身動きしないことが頻繁に起こっている。
しかし，スプーンを持たせ，最初の一口を支援すると食べ始める。

既往歴

67 歳：アルツハイマー型認知症（塩酸ドネペジル）
68 歳：高齢者施設に入所

現病歴

高齢者施設への入所時は体重 53 kg であり，最近まで体重は変わらなかった。最近，食事を食べる量が極端に少なくなり，体重は 1 か月で 3 kg 減少し，50 kg になった。
食事開始時や食事中に摂食動作が停止し，身動きしなくなることが頻繁に起こっている。

身体所見

身長：170 cm，体重：50 kg
BMI：17.3 kg/m^2，体重減少率：5.7% / 月

検査所見

アルブミン（Alb）	4.0 g/dL	ヘモグロビン（Hb）	14.0 g/dL
クレアチニン（Cr）	0.8 mg/dL	尿素窒素（BUN）	10 mg/dL
AST（GOT）	25 U/L	ALT（GPT）	20 U/L
空腹時血糖値（FPG）	80 mg/dL	血圧	120/70 mmHg

生活および栄養・食事摂取状況

食事：食事は 3 食とも入所施設で準備され，普通食（1,600 kcal/日，たんぱく質 60 g/日）である。
　　　スプーンであれば，自分で食事を摂取できるが，最近は食事開始時や食事中に摂食動作が停止し，身動きしなくなることが頻繁に起こっている。しかし，声かけして摂食動作の介助をすると，また自分で食べ始める。現在の摂取量は半量程度である。
1 日エネルギー・栄養素摂取量：〈食事〉800 kcal，たんぱく質 30 g
飲酒：なし
喫煙：なし
活動：自分の部屋に閉じこもるようになり，じっと座っていることが多い。

● 疾患の理解

　認知症は，いったん正常に発達した「記憶」「学習」「判断」「計画」などの脳の知的機能（認知機能）が，後天的な脳の器質障害によって持続的に低下し，日常・社会生活に支障をきたす状態をいう。

　認知症の原因疾患の割合ではアルツハイマー型認知症が最も多い。認知症で出現する症状は中核症状と BPSD（行動・心理症状：behavioral and psychological symptoms of dementia）の 2 つに分けられる。中核症状は脳の障害により直接起こる症状であり，記憶障害，見当識障害，失語，失行，失認，遂行機能障害などが出現する。BPSD は中核症状に付随して引き起こされる二次的な症状であり，不眠，徘徊，幻覚，妄想などがある。

1. 問題となる栄養アセスメントデータの抽出

項目（領域）	問題となる栄養アセスメントデータ
食物・栄養に関連した履歴	入所施設の食事は普通食（1,600 kcal/日，たんぱく質60 g/日），現在の摂取量は半量程度（800 kcal/日，たんぱく質30 g/日）である。 食事開始時や食事中に摂食動作が停止し，身動きしなくなることが頻繁に起こっている。しかし，スプーンを持たせ，声かけして摂食動作の介助をすると，また自分で食べ始める。 服薬：塩酸ドネペジル（67歳）
身体計測	身長：170 cm，体重：50 kg（施設入所時：体重53 kg） BMI：17.3 kg/m²，1か月で体重3 kg減少
生化学データ，臨床検査と手順	アルブミン（Alb）：4.0 g/dL，ヘモグロビン（Hb）：14.0 g/dL，クレアチニン（Cr）：0.8 mg/dL，空腹時血糖値（FPG）：80 mg/dL
栄養に焦点を当てた身体所見	血圧：120/70 mmHg 自分の部屋に閉じこもり，じっと座っている。
個人履歴	67歳：アルツハイマー型認知症，68歳：高齢者施設に入所

2. 栄養診断（栄養状態の判定）

○主要な栄養診断コードから考えられる栄養診断コードをあげる。

NI-2.1　経口摂取量不足，NI-5.3　たんぱく質・エネルギー摂取量不足，

NC-3.1　低体重，NB-2.6　自発的摂食困難

3. PES報告

○栄養診断コードごとに栄養診断（栄養状態の判定）の根拠を，栄養アセスメントの内容を参考にしながら記載する。

低体重 BMI 17.3 kg/m²，有意な体重減少率5.7％/月，食事開始時の動作停止，動作補助で食事開始することを根拠として，認知症症状の遂行機能障害による食具（食器や箸）使用方法が理解できないことが原因となった，自発的摂食困難である。

4. 栄養介入計画の作成

Mx）BMI，体重変化，食事開始時の動作

Rx）自立した摂食状態を維持する（食事療法1,600 kcal/日，たんぱく質60 g/日）

　　　食具はスプーンのみとし，食器はワンプレートを活用する

Ex）食事開始時の動作停止の際，介助者の補助方法を統一する

5. 栄養・食事計画（食品構成）の作成

（1）栄養・食事計画におけるポイント

①栄養補給法　→　経口摂取

②食　形　態　→　常食形態（おかずは一口大にカットする）

③そ　の　他　→　食具は箸を中止し，スプーンのみとする。また，食器はワンプレートを使用する。

(2) 栄養基準と食品構成

〔給与栄養目標量〕

エネルギー (kcal)	たんぱく質 (g)	脂 質 (g)	炭水化物 (g)	カルシウム (mg)	鉄 (mg)	カリウム (mg)	食塩相当量 (g)	食物繊維総量 (g)
1,600	60	45	245	600	7.0	2,500	8.0未満	18

食品構成表

食 品 群		純使用量 (g)	エネルギー (kcal)	たんぱく質 (g)	脂 質 (g)	炭水化物 (g)	カルシウム (mg)	鉄 (mg)	カリウム (mg)	ナトリウム (mg)	食物繊維総量 (g)
穀 類	米	200	684	12.2	1.8	155	10	2	178	2	1.0
	パ ン 類	13	37	1.1	0.9	6	4	0	13	64	0.4
	め ん 類	25	66	1.9	0.3	15	5	0	34	179	1.1
	その他の穀類	5	17	0.4	0.1	4	1	0	5	6	0.1
い も 類	いも・生	50	36	0.9	0.1	10	7	0	237	3	3.1
	こんにゃく類	5	0	0.0	0.0	0	3	0	2	0	0.0
砂 糖 類		10	38	0.0	0.0	10	1	0	2	0	0.0
大 豆 大豆製品	豆腐・大豆製品	40	62	5.2	4.3	2	58	1	101	17	1.0
	その他の豆類	8	19	1.0	0.1	4	4	0	53	3	1.1
種 実 類		1	6	0.2	0.5	0	5	0	6	1	0.1
野 菜 類	緑黄色野菜	130	30	2.7	0.4	6	103	2	576	26	3.8
	その他の野菜	200	44	2.6	0.2	11	74	1	484	16	3.8
	野菜漬け物	-	-	-	-	-	-	-	-	-	-
果 物 類	柑 橘 類	70	33	0.6	0.1	8	16	0	116	1	1.0
	その他の果物	-	-	-	-	-	-	-	-	-	-
	加糖加工品	5	9	0.0	0.0	2	0	0	3	0	0.1
きのこ類		3	1	0.1	0.0	0	1	0	13	0	0.3
藻 類		5	9	1.1	0.1	1	13	0	69	75	1.1
魚 介 類	生	60	83	11.6	4.6	0	22	1	207	69	0.0
	塩, 生干し, 乾燥	-	-	-	-	-	-	-	-	-	-
	水産練り製品	-	-	-	-	-	-	-	-	-	-
肉 類	生	40	84	7.6	6.2	0	2	0	106	18	0.0
	加 工 品	-	-	-	-	-	-	-	-	-	-
卵 類		30	42	3.6	3.0	0	14	1	39	50	0.0
乳・乳製品		180	160	8.6	11.5	8	241	0	257	205	0.0
油 脂 類		12	104	0.0	11.8	0	0	0	0	8	0.0
調味料・香辛料類	調味料類	20	38	0.7	2.3	4	5	0	38	649	0.1
	食 塩	2	0	0.0	0.0	0	0	0	2	780	0.0
合 計			1602	62.1	48.3	246	589	8	2541	2172	18.2

食塩相当量　5.5 g

〔栄養素比率〕　穀類エネルギー比　　50%
　　　　　　　　たんぱく質エネルギー比　16%
　　　　　　　　脂質エネルギー比　　27%
　　　　　　　　炭水化物エネルギー比　57%
　　　　　　　　動物性たんぱく質比　51%

9-2. 摂食嚥下障害（認知症）［実習症例］

症　例

73歳，女性，高齢者施設入所者

主　訴

食事が提供されると箸を使わずに手づかみで食事をする。また，食事を噛まずに丸飲みすることが頻繁にみられるようになった。昨日は食事の丸飲みにより，一瞬だが，呼吸困難を起こした。

既往歴

68歳：アルツハイマー型認知症（塩酸ドネペジル）
70歳：高齢者施設に入所

現病歴

高齢者施設への入所時は体重48 kgであったが，徐々に体重は減少し，現在は45 kgになった。最近，手づかみで食事をしたり，食事を噛まずに飲み込むので，むせこむ回数が増加している。

身体所見

身長：150 cm，体重：45 kg，BMI：20.0 kg/m²

検査所見

アルブミン（Alb）	4.2 g/dL	クレアチニン（Cr）	0.8 mg/dL
尿素窒素（BUN）	15 mg/dL	空腹時血糖値（FPG）	85 mg/dL
血圧	130/70 mmHg		

生活および栄養・食事摂取状況

食事：食事は3食とも入所施設で準備され，普通食（1,400 kcal/日，たんぱく質55 g/日）を食べている。自分で食事はできているが，食事が提供されると箸を使わずに手づかみで食事をすることが頻繁に起こっている。また，食事を噛まずに丸飲みすることが頻繁にみられ，昨日は食事の丸飲みにより呼吸困難を起こした。食具をスプーンのみに変更したが，やはり手づかみで食べることが多い。
1日エネルギー・栄養素摂取量：〈食事〉1,400 kcal，たんぱく質55 g
飲酒：なし
喫煙：なし
活動：落ち着きがなく，徘徊することが多くなった。

1. 問題となる栄養アセスメントデータの抽出

項目（領域）	問題となる栄養アセスメントデータ
食物・栄養に関連した履歴	入所施設の食事は普通食（1,400 kcal/日，たんぱく質 55 g/日）。現在は自分で食事を全量摂取できているが，最近は食事が提供されると箸を使わずに手づかみで食事をすることが頻繁に起こっている。また，食事を噛まずに丸飲みすることが頻繁にみられ，食事の丸飲みによる呼吸困難を起こした。食具がスプーンでも手づかみで食べることが多い。服薬：塩酸ドネペジル（68歳）
身体計測	身長：150 cm，体重：45 kg［施設入所時（3年前）48 kg］ BMI：20.0 kg/m²
生化学データ，臨床検査と手順	アルブミン（Alb）：4.2 g/dL，クレアチニン（Cr）：0.8 mg/dL，空腹時血糖値（FPG）：85 mg/dL
栄養に焦点を当てた身体所見	血圧：130/70 mmHg 日常生活の落ち着きがなく，徘徊することが多くなった。
個人履歴	68歳：アルツハイマー型認知症，70歳：高齢者施設に入所

2. 栄養診断（栄養状態の判定）

○主要な栄養診断コードから考えられる栄養診断コードをあげる。

3. PES 報告

○栄養診断コードごとに栄養診断（栄養状態の判定）の根拠を，栄養アセスメントの内容を参考にしながら記載する。

4. 栄養介入計画の作成

Mx）

Rx）

Ex）

5. 栄養・食事計画（食品構成）の作成
（1）栄養・食事計画におけるポイント

① 栄 養 補 給 法 →

② 食 形 態 →

③ そ の 他 →

（2）食品構成

10-1. サルコペニア（COPD）［基本症例］

症　例

72歳，男性，1人暮らし

主　訴

労作時に呼吸困難感あり，階段を上がる際の息苦しさが増強してきた。
日常生活に対する不安感あり。

既往歴

67歳：慢性閉塞性肺疾患（COPD）　抗コリン薬（長時間作用性）吸入開始

現病歴

5年前より呼吸困難感が出現，呼吸器内科を受診したところCOPDと診断され，禁煙した。最近，肺の過膨張による食欲不振がみられ，6か月間に体重が7kg減少した。

身体所見

身長：170cm，体重：56kg（5年前：68kg，6か月前：63kg）
BMI：19.4kg/m²，握力：右/23kg 左/21kg，歩行速度：0.8m/秒

体組成測定結果

四肢筋力指数（SMI）*：6.2kg/m²，上腕周囲長（AC）23.4cm，上腕三頭筋皮下脂肪厚（TSF）8mm，上腕筋囲（AMC）20.9cm
下腿周囲長：右/32cm 左/31cm

検査所見

アルブミン（Alb）	3.9 g/dL	C反応性タンパク（CRP）	0.3 mg/dL
血清25水酸化ビタミンD（25（OH）D）	28 ng/mL	%FEV1.0（対標準1秒量）	45.0%
pH	7.43	PaO₂（酸素分圧）	88.0 mmHg
PaCO₂（二酸化炭素分圧）	47.0 mmHg		

生活および栄養・食事摂取状況

食事：家族（子ども2人）は遠方におり，2年前から1人暮らし。外食はほとんどせず，食事は自宅でしている。病院の医療職からは，たくさん食べなさいと指導されるが，食べるとお腹が張るため，多く食べられない。1年前から比べると，ご飯の量は1/2程度になった。
　　　週に3～4回は調理をするが，ふだんは近くのスーパーで惣菜や弁当を買うことが多い。
　　　朝食は，おにぎり2個と野菜ジュース1本，果物1個を食べる。
　　　昼食は，スーパーで幕の内弁当を買って食べるが，ご飯は半分残す。
　　　夕食は，ご飯軽く1杯（100g程度）と味噌汁，主菜1品，副菜1品を食べる。
　　　主菜は納豆や豆腐などの大豆製品を好んで食べる。お茶は飲むが，間食はほとんどしない。
1日エネルギー・栄養素摂取量：〈食事〉1,600kcal，たんぱく質50g
飲酒：日本酒1合/週2～3回
喫煙：なし
活動：最近は歩くと疲れるため，買い物以外は外出しない

＊Skeletal Muscle Index

● 疾患の理解

サルコペニアは高齢期にみられる骨格筋量の減少と筋力もしくは身体機能の低下に定義される。加齢が最も重要な要因であるが，活動不足，疾患（代謝疾患，消耗性疾患など），栄養不良が危険因子である[1]。症状の安定した慢性閉塞性肺疾患（COPD）患者の 14.5％にサルコペニアが併存していたことが報告され[2]，COPD 患者では高率に栄養障害が認められる。したがって，栄養・食事計画においては，エネルギー量や栄養素の摂取不足がみられる場合，適切な栄養補給を行う。また，COPD 患者では血清ビタミン D の減少を認め，身体能力と関連することが報告されていることから，不足しないようにする。

1. 問題となる栄養アセスメントデータの抽出

項目（領域）	問題となる栄養アセスメントデータ
食物・栄養に関連した履歴	1 日エネルギー・栄養素摂取量はエネルギー 1,600 kcal，たんぱく質 50 g である。 1 年前から比べると，ご飯の量は 1/2 程度になった。主菜は納豆や豆腐などの大豆製品を好んで食べる。 歩くと疲れるため，買い物以外は外出しない。 服薬：抗コリン薬（67 歳），握力：右 /23 kg
身体計測	BMI：19.4 kg/m^2，6 か月の体重減少：7 kg，SMI：6.2 kg/m^2 ％ AC：87，％ TSF：80，％ AMC：88
生化学データ，臨床検査と手順	アルブミン（Alb）：3.9 g/dL，C 反応性タンパク（CRP）：0.3 mg/dL，血清 25（OH）D：28ng/mL PaCO$_2$：47.0 mmHg
栄養に焦点を当てた身体所見	食べるとお腹が張る
個人履歴	72 歳，男性，2 年前から 1 人暮らし，喫煙なし

2. 栄養診断（栄養状態の判定）

○主要な栄養診断コードから考えられる栄養診断コードをあげる。

NI-5.3　たんぱく質・エネルギー摂取量不足，NI-2.1　経口摂取量不足，

NC-1.1　嚥下障害，NB-1.7　不適切な食物選択

3. PES 報告

○栄養診断コードごとに栄養診断（栄養状態の判定）の根拠を，栄養アセスメントの内容を参考にしながら記載する。

BMI：19.4 kg/m^2，有意な体重減少率 11.1％ /6 か月，SMI：6.2 kg/m^2，食事時の腹部膨満感を根拠として，肺の過膨張による食事摂取困難が原因となった，たんぱく質・エネルギー摂取量不足である。

4. 栄養介入計画の作成

Mx）体重，SMI，食事時の腹部膨満感

Rx）（初期目標）食事摂取量 2,000 kcal/日，たんぱく質 75 g/日

　　　栄養補助食品を利用し，食事以外の間食として 200 kcal/日摂取

Ex）消化管でガスを発生する食品の理解，摂食時の呼吸方法を指導する

5．栄養・食事計画（食品構成）の作成

（1）栄養・食事計画におけるポイント

　　① 栄養補給法　→　経口栄養法

　　② 食　形　態　→　常食形態

　　③ そ　の　他　→　栄養補助食品の選択と摂取時間：患者の嗜好を考慮して，食間に摂
　　　　　　　　　　　取してもらう。
　　　　　　　　　　　消化管でガスを発生させる食品を避ける。

「サルコペニアの嚥下障害，サルコペニア肥満」
　　高齢者では，加齢とともにたんぱく質摂取に対する筋肉のたんぱく質同化反応の感受性が低下している
と報告されている。サルコペニアの栄養管理においては，対象者の背景を適切に捉えて栄養介入計画を考
える。また，サルコペニアの嚥下障害，サルコペニア肥満を理解しておく。そのためには，最新の情報は
ガイドライン等にて確認しておく必要がある。

サルコペニアの嚥下障害[1]
　　全身の筋肉と嚥下関連筋の両者にサルコペニアを認めることで生じる摂食嚥下障害と定義されている。

サルコペニア肥満[2]
　　サルコペニアと肥満もしくは体脂肪の増加を併せもつ状態である。肥満による体重増加と骨格筋減少に
よる体重減少が共存する。現在，確立された定義はない。

〈参考図〉

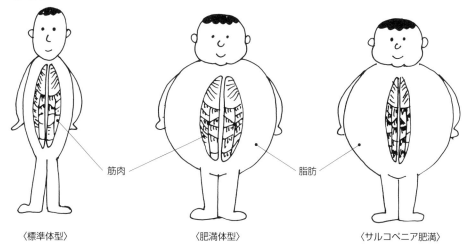

筋肉　　　　　　　　　　　　　脂肪

〈標準体型〉　　　　　　　〈肥満体型〉　　　　　　　〈サルコペニア肥満〉

（2）栄養基準と食品構成

〔給与栄養目標量〕

	エネルギー (kcal)	たんぱく質 (g)	脂質 (g)	食塩相当量 (g)	カルシウム (mg)	ビタミンD (μg)	食物繊維総量 (g)
	2,000	75	50	7.5	720	10.0	20.0

食品構成表

食品群		純使用量 (g)	エネルギー (kcal)	たんぱく質 (g)	脂質 (g)	炭水化物 (g)	カルシウム (mg)	ナトリウム (mg)	ビタミンD (μg)	食物繊維総量 (g)
穀類	米	250	855	15.3	2.3	194	13	3	0.0	1.3
	パン類	10	28	0.9	0.7	5	3	49	0.0	0.3
	めん類	-	-	-	-	-	-	-	-	-
	その他の穀類	-	-	-	-	-	-	-	-	-
いも類	いも・生	40	29	0.7	0.1	8	5	2	0.0	2.4
	こんにゃく類	10	1	0.0	0.0	0	6	1	0.0	0.3
砂糖類		15	57	0.0	0.0	15	1	0	0.0	0.0
大豆・大豆製品	豆腐・大豆製品	70	108	9.2	7.6	3	102	27	0.0	1.8
	その他の豆類	30	71	3.7	0.5	15	14	12	0.0	4.2
種実類		5	31	1.0	2.7	1	27	5	0.0	0.5
野菜類	緑黄色野菜	130	30	2.7	0.4	6	103	26	0.0	3.8
	その他の野菜	200	44	2.6	0.2	11	74	16	0.0	3.8
	野菜漬け物	20	9	0.3	0.0	2	6	230	0.0	0.4
果物類	柑橘類	50	24	0.4	0.1	6	12	1	0.0	0.7
	その他の果物	30	17	0.2	0.1	4	3	0	0.0	0.4
	加糖加工品	-	-	-	-	-	-	-	-	-
きのこ類		20	9	0.8	0.1	2	3	1	1.2	1.7
藻類		3	5	0.7	0.1	1	8	45	0.0	0.7
魚介類	生	70	97	13.5	5.4	0	26	81	5.8	0.0
	塩, 生干し, 乾燥	-	-	-	-	-	-	-	-	-
	水産練り製品	-	-	-	-	-	-	-	-	-
肉類	生	70	146	13.3	10.8	0	4	32	0.0	0.0
	加工品	-	-	-	-	-	-	-	-	-
卵類		50	70	6.0	5.1	0	23	84	1.8	0.0
乳・乳製品		200	178	9.6	12.8	9	268	228	0.4	0.0
油脂類		10	87	0.0	9.8	0	0	7	0.1	0.0
調味料・香辛料類	調味料類	40	76	1.5	4.6	7	10	1297	0.0	0.3
	食塩	1	0	0.0	0.0	0	0	390	0.0	0.0
合計			1972	82.4	63.4	289	711	2537	9.3	22.6

食塩相当量 6.4g

〔栄養素比率〕 穀類エネルギー比 45%
たんぱく質エネルギー比 17%
脂質エネルギー比 29%
炭水化物エネルギー比 54%
動物性たんぱく質比 51%

間食	純使用量 (g)	エネルギー (kcal)	たんぱく質 (g)	脂質 (g)	炭水化物 (g)	カルシウム (mg)	ナトリウム (mg)	ビタミンD (μg)	食物繊維総量 (g)
栄養補助食品（ゼリータイプ）	70	80	4.0	2.2	11.1	200	10	4.0	-

10-2. サルコペニア（COPD）［実習症例］

症　例

80歳，男性，妻と2人暮らし

主　訴

元来，呼吸苦がみられたが，2年前より呼吸困難感が強くなった。
食欲不振あり。しばしば，誤嚥がみられる。

既往歴

68歳：COPD　抗コリン薬（長時間作用性）吸入開始
78歳：在宅酸素療法（HOT）導入

現病歴

3年前，COPD増悪で入院。1年前に増悪（肺炎）で2回入院。
治療後，現在は外来呼吸リハビリテーションを継続している。

身体所見

身長：162 cm，体重：45 kg　（1年前：55 kg，6か月前：50 kg）
BMI：17.1 kg/m^2，握力：右/24 kg 左/22 kg，歩行速度：0.8 m/秒，舌圧：20 kPa

体組成測定結果

四肢筋力指数（SMI）：6.4 kg/m^2，上腕周囲長（AC）21.4 cm
上腕三頭筋皮下脂肪厚（TSF）10 mm，上腕筋囲（AMC）18.3 cm
下腿周囲長：右/29 cm　左/28 cm

検査所見

アルブミン（Alb）	3.7 g/dL	C反応性タンパク（CRP）	0.3 mg/dL
血清25水酸化ビタミンD（25（OH）D）	26 ng/mL	%FEV1.0（対標準1秒量）	40.0%
pH	7.40	PaO_2	75.0 mmHg
$PaCO_2$	45.0 mmHg		

生活および栄養・食事摂取状況

食事：妻と2人暮らし。妻は介護認定で要支援2である。買い物は週に2～3回程度。
　　　料理は妻と分担して作っている。義歯使用中であり，多くの食品を食べることが可能である。
　　　嗜好に偏りはないが，咀嚼に時間がかかる食品は呼吸苦が増強するため，残すことが多い。栄
　　　養食事指導は受けていないが，妻の指示で，食材は細かくきざんで食べるようにしている。食
　　　事のご飯は食べやすいので，茶碗1杯は毎食食べている。最近，主菜や副菜はむせることが
　　　多くなってきたため，控えめに食べている。味噌汁を好むため，1日2食摂取していたが，む
　　　せることを心配して1/2量にしている。
　　　朝食は，ご飯軽く1杯（100 g程度），味噌汁1/2，ひきわり納豆1個，果物1個。
　　　昼食は，ご飯軽く1杯（100 g程度），焼き魚など主菜1品，副菜1品を食べる。
　　　夕食は，ご飯軽く1杯（100 g程度），味噌汁1/2，主菜1品，副菜1品を食べる。
　　　お茶は食事時に少量飲むようにしている。
1日エネルギー・栄養素摂取量：〈食事〉1,400 kcal，たんぱく質45 g
飲酒：なし
喫煙：なし
活動：病院への通院，スーパーでの買い物以外ほとんど外出しない。

1．問題となる栄養アセスメントデータの抽出

項目（領域）	問題となる栄養アセスメントデータ
食物・栄養に関連した履歴	1 日エネルギー・栄養素摂取量は，エネルギー 1,400 kcal，たんぱく質 45 g である。 嗜好に偏りはない。食材は細かくきざんで食べるようにしている。 最近，主菜や副菜はむせることが多くなってきたため，控えめに食べている。服薬：抗コリン薬（68 歳），握力：右 /24 kg
身体計測	BMI：17.1 kg/m², 6 か月の体重減少：5 kg，SMI：6.4 kg/m² 下腿周囲長：右 /29 cm，％ AMC：80，舌圧：20kPa
生化学データ，臨床検査と手順	アルブミン（Alb）：3.7 g/dL，C 反応性タンパク（CRP）：0.3 mg/dL，血清 25（OH）D：26ng/mL
栄養に焦点を当てた身体所見	義歯使用中。しばしば，誤嚥がみられる。 咀嚼に時間がかかる食品の摂取は，呼吸苦が増強する。
個人履歴	80 歳，男性，喫煙なし

2．栄養診断（栄養状態の判定）

　○主要な栄養診断コードから考えられる栄養診断コードをあげる。

3．PES 報告

　○栄養診断コードごとに栄養診断（栄養状態の判定）の根拠を，栄養アセスメントの内容を参考にしながら記載する。

4．栄養介入計画の作成

　Mx）

　Rx）

　Ex）

5．栄養・食事計画（食品構成）の作成

（1）栄養・食事計画におけるポイント

　　① 栄 養 補 給 法　→

　　② 食　形　態　→

　　③ そ　の　他　→

（2）食品構成

文献

第1章

・片桐義範：連載　栄養ケアプロセス（NCP）の活用　第2回　栄養診断の考え方，日本栄養士会雑誌，59（5），pp.15-18，2016.

・日本栄養士会 監訳：国際標準化のための栄養ケアプロセス用語マニュアル，第一出版，2015.

・栄養管理プロセス研究会 監修：栄養管理プロセス 第2版，第一出版，2021.

第2章

1. 摂食嚥下に関する考え方，嚥下調整食の種類

・藤谷順子 他：日本摂食嚥下リハビリテーション学会嚥下調整食学会分類2021，日本摂食嚥下リハビリテーション学会誌，25（2），pp.135-149，2021.

・迫田綾子：図解ナース必携 誤嚥を防ぐポジショニングと食事ケア–食事のはじめからおわりまで，三輪書店，2013.

・下山和弘：基礎からわかる高齢者の口腔健康管理，医歯薬出版，2016.

・新潟高齢者の栄養と摂食を支える会：在宅高齢者に対する食支援連携テキスト，2016年度勇美記念財団助成研究「在宅高齢者に対する食事療養支援を目的とした多職種共通教育プログラムの開発」，2017.

2. 静脈栄養の考え方と栄養製剤の種類

・石長孝二郎 他：在宅，施設，病院で応用できる栄養管理プロセス，建帛社，2020.

・静脈経腸栄養年鑑2017-18，ジェフコーポレーション，pp.1-32，2017.

・菱田明，藤垣嘉秀：超入門！水電解質，酸塩基平衡–「演習問題」で学ぶ実践的なアプローチ法–，総合医学社，2011.

・飯野晴彦：一目でわかる輸液（第3版），メディカル・サイエンス・インターナショナル，pp.12-13，2013.

・和田孝雄，近藤和子：輸液を学ぶ人のために（第3版），医学書院，1997.

・医療情報科学研究所：看護技術がみえる Vol.2，メディックメディア，pp.270-271，2013.

第3章

・日本病態栄養学会：病態栄養認定管理栄養士のための病態栄養ガイドブック第5版，南江堂，p.99，2016.

・鈴木久乃 他：栄養・食事管理のための対象者別給食献立，建帛社，pp.160-170，2017.

第4章

〈1-1. 小児1型糖尿病〉

1）日本糖尿病学会・日本小児内分泌学会：小児・思春期1型糖尿病の診療ガイド，南江堂，pp.21-25，2017.

2）日本糖尿病学会：糖尿病診療ガイドライン2019，南江堂，pp.305-317，2019.

〈4-1. 食道がん〉

1）国立がん研究センターがん対策情報センターがん情報サービス，http://ganjoho.jp/reg-stat/index.html

2）Steevens J, et al: Alcohol consumption, cigarette smoking and risk of subtypes of oesophageal and gastric cancer: a prospective cohort study. Gut, 2010; 59(1): 39-78.

3）Freedman ND, et al: Fruit and Vegetable in take and esophageal cancer in a large prospective cohort stady. Int J. cancer, 2007; 121(12): 2753-60.

〈5-1. 炎症性腸疾患（クローン病），5-2. 過敏性腸症候群（下痢型）〉

　1）厚田幸一郎 監：病気と薬物療法 消化器疾患，オーム社，pp.33-38，2017.

　2）高橋信一：消化器疾患ガイドライン－最新の診療指針－，総合医学社，pp.77-80，2007.

　3）安田聖栄，角田直枝：消化器系の症状・疾患の理解と看護，中央法規出版，pp.220-222，2012.

　4）渡邉早苗 他：三訂 臨床栄養管理（第4版），建帛社，pp.100-102，2018.

　5）日本消化器病学会：炎症性腸疾患（IBD）診療ガイドライン2020（改訂第2版），南江堂，p.2，2020.

　6）渡邉早苗 他：新しい臨床栄養管理 第3版，医歯薬出版，pp.82-83，2015.

　7）落合慈之 監：消化器疾患ビジュアルブック（第2版），学研メディカル秀潤社，pp.193-195，2014.

〈10-1. サルコペニア（COPD），10-2. サルコペニア（COPD）〉

　1）Cruz-jentoft AJ, Baeyens JP, Bauer JM, et al. Sarcopenia: European consensus on definition and diagnosis: Report of the European working Group on Sarcopenia in Older people. Age Ageing 2010; 39: 412-423.

　2）Jones SE, Maddocks M, Kon SS, et al. Sarcopenia in COPD: prevalence, clinical correlates and response to pulmonary rehabilitation. Thorax 2015; 70: 213-218.

〈10-1. コラム〉

　1）Fujishima l, et al. Sarcopenia and dysphagia: Position paper by four professional organizations. Geriatr Gerontol Int 2019; 19: 91-97.

　2）サルコペニア診療ガイドライン作成委員会：サルコペニア診療ガイドライン2017年版，ライフサイエンス社，pp.4-5，2017.

付表　主要臨床検査基準値

Ⅰ. 血液学的検査

1. 赤血球系

検査項目	試料	基準値と注意点
赤血球数（RBC）	全血	男性：420-554 × 10⁴/μL
		女性：384-488 × 10⁴/μL
ヘモグロビン量（Hb）	全血	男性：13.8-16.6 g/dL
		女性：11.3-15.5 g/dL
ヘマトクリット値（Ht）	全血	男性：40.2-49.4%
		女性：34.4-45.6%
平均赤血球恒数	全血	
MCV		男性：82.7-101.6 fL
		女性：79.0-100.0 fL
MCH		男性：28.0-34.6 pg
		女性：26.3-34.3 pg
MCHC		男性：31.6-36.6 g/dL
		女性：30.7-36.6 g/dL
網赤血球（Ret）	全血	0.5-2.0%

2. 白血球系

検査項目	試料	基準値と注意点
白血球数（WBC）	全血	3,500-9,200/μL
白血球百分率	全血	
好中球		40.0-60.0%
好酸球		2.0-4.0%
好塩基球		0-2.0%
リンパ球		26.0-40.0%
単球		3.0-6.0%

3. 止血・血栓系

検査項目	試料	基準値と注意点
血小板数（Plt）	全血	15.5-36.5×10⁴/μL
血小板凝集能	多血小板血漿	たとえば，2-5 μg/mL コラーゲン刺激で40-80%
出血時間		1-3分（Duke法）3-10分（Simplate法）
プロトロンビン時間（PT）	血漿（クエン酸血漿）	
凝固時間		11-13秒
INR		0.9-1.1
PT比		0.85-1.15
PT活性		70%以上
活性化部分トロンボプラスチン時間（APTT）	血漿（クエン酸血漿）	27-37秒
フィブリノゲン	血漿（クエン酸血漿）	160-350mg/dL
トロンボテスト（TT）	血漿・全血（クエン酸加）	70-130%
ヘパプラスチンテスト（HPT）	血漿・全血（クエン酸加）	70-130%
アンチトロンビン（AT）	血漿（クエン酸血漿）	80-130%
フィブリン・フィブリノゲン分解産物（FDP）	血清	5 μm/mL以下

4. 全血液

検査項目	試料	基準値と注意点
赤沈（赤血球沈降速度，ESR）	クエン酸加全血	成人男性：3-10mm/時以下 成人女性：4-15mm/時以下

Ⅱ. 血液生化学検査

1. 糖質および関連物質

検査項目	試料	基準値と注意点
グルコース（ブドウ糖）（glu）	全血・血漿	70-109mg/dL（空腹時，静脈血漿）　全血で測定すると血漿の測定値より低くなる
ケトン体	血清	
総ケトン体		120 μM以下
アセト酢酸		68 μM以下
βヒドロキシ酪酸		74 μM以下

2. 脂質および関連物質

検査項目	試料	基準値と注意点
トリグリセリド（中性脂肪）（TG）	血清	50-150mg/dL 食後高値を示す。日差変動が大きい
遊離脂肪酸（FFA）	血清	100-800 μEq/L 生理的な変動が大きい
総コレステロール（TC）	血清	130-220mg/dL 20歳以降，加齢に伴い徐々に増加。特に女性は更年期以降急速に増加
HDLコレステロール（HDL-C）	血清	40-65mg/dL 女性は男性より高値
LDLコレステロール（LDL-C）	血清	70-139mg/dL 20歳以降，加齢に伴い徐々に増加。特に女性は更年期以降急速に増加

3. タンパク質および窒素化合物

検査項目	試料	基準値と注意点
総タンパク（TP）	血清	6.3-7.8g/dL 臥位よりも立位で高値。運動で高値
アルブミン（Alb）	血清	3.9-4.9g/dL 臥位よりも立位で高値。運動で高値。脱水で高値
アルブミン/グロブリン比（A/G比）	血清	1.2-2
タンパク分画	血清	
アルブミン（Alb）		60.5-73.2%
α₁グロブリン		1.7-2.9%
α₂グロブリン		5.3-8.8%
βグロブリン		6.4-10.4%
γグロブリン		11-21.1%
トランスサイレチン（プレアルブミン）（TTR）	血清	21-43mg/dL 女性は男性より高い傾向を示す
トランスフェリン（Tf）	血清	202-386mg/dL
レチノール結合タンパク（RBP）	血清	男性：3.4-7.7mg/dL 女性：2.2-6mg/dL
血中尿素窒素（BUN）	血清	9-12mg/dL 男性は女性より10-20%高値。強度の運動で上昇
尿酸（UA）	血清	男性：3-7.2mg/dL 女性：2.1-6mg/dL 絶食，脱水，強い運動で高値
クレアチニン（Cr）	血清	男性：0.6-1.2mg/dL 女性：0.4-0.9mg/dL 筋肉量に比例する
アンモニア（NH₃）	全血	40-80 μg/dL 高タンパク食や強度の運動で上昇

4. 電解質・無機質

検査項目	試料	基準値と注意点
ナトリウム（Na）	血清	135-149mEq/L
カリウム（K）	血清	3.5-4.9mEq/L

クロール（Cl）	血清	96-108 mEq/L
カルシウム（Ca）	血清	8.5-10.5 mg/dL
		(4.2-5.2 mEq/L)
		補正血清Ca値 = Ca実測値 +
		(4 − 血清アルブミン)
マグネシウム（Mg）	血清	1.8-2.4 mg/dL
		(1.5-2 mEq/L)
無機リン（IP）	血清	2.5-4.5 mg/dL
動脈血ガス・酸塩基平衡		
炭酸水素イオン	血漿	22-26 mEq/L
Paco2	動脈血	35-45 Torr（加齢に伴い上昇）
Pao2	動脈血	80-100 Torr（加齢に伴い上昇）
pH	動脈血	7.38-7.42
浸透圧	血清	275-295 mOsm/kgH2O
鉄（Fe）	血清	男性：64-187 μg/dL
		女性：40-162 μg/dL
総鉄結合能（TIBC）	血清	男性：238-367 μg/dL
		女性：246-396 μg/dL
不飽和鉄結合能（UIBC）	血清	男性：117-275 μg/dL
		女性：159-307 μg/dL
フェリチン	血清	男性：15-220 ng/dL
		女性：10-80 ng/dL
亜鉛（Zn）	血清	80-160 μg/dL 食後に低下

5. 酵素

AST（GOT）	血清	11-40 U/L
		激しい運動で上昇
ALT（GPT）	血清	6-43 U/L
アミラーゼ（AMY）	血清	60-200 U/L
γGTP（γGT）	血清	成人男性：10-50 U/L
		成人女性：9-32 U/L
クレアチンキナーゼ（CK または CPK）	血清	男性：57-197 U/L
		女性：32-180 U/L
		激しい運動，筋肉注射で上昇
CKアイソザイム	血清	CK-MM（骨格筋由来）：88-96%
		CK-MB（心筋由来）：1-4%
		CK-BB（脳・平滑筋由来）：1%未満
コリンエステラーゼ（ChE）	血清	男性：322-762 U/L
		女性：248-663 U/L
乳酸脱水素酵素（LDH，LD）	血清	200-400 U/L
		溶血により高値。運動，筋肉注射により上昇することがある
アルカリホスファターゼ（ALP）	血清	80-260 U/L
		成長期，妊娠後期に上昇する
前立腺ACP（PAP）	血清	3 ng/mL 以下
リパーゼ	血清	36-161 U/L

6. ビリルビン

総ビリルビン（T-Bil）	血清	0.2-1.2 mg/dL
直接ビリルビン	血清	0-0.4 mg/dL
間接ビリルビン	血清	0-0.8 mg/dL

7. ビタミン

ビタミンA	血清	レチノール：30-80 μg/dL
ビタミンB1	全血	25-75 ng/dL
ビタミンB2	全血	58-110 ng/mL
ビタミンB6	血清	ピリドキシン換算：4-17 ng/mL
		ピリドキサールリン酸換算：6-25 ng/mL
ビタミンB12	血清	260-1,050 pg/mL

ビタミンC	血清	0.55-1.5 mg/dL
パントテン酸	血清	0.2-1.8 μg/mL
ナイアシン	全血	285-710 μg/mL
ビタミンE	血清	0.58-1.8 mg/dL
葉酸	血清	4.8-12 ng/mL

III. 肝機能検査

検査項目	試料	基準値と注意点
チモール混濁試験（TTT）	血清	0.5-6.5 U
硫酸亜鉛混濁試験（ZTT）	血清	2.3-12 U
ブロムスルホタレイン（BSP）試験	血清	5%以下（45分値）
インドシアニングリーン（ICG）試験	血清	10%以下（15分停滞率） 0.168-0.206（血中消失率）

IV. 腎機能検査

検査項目	試料	基準値と注意点
糸球体濾過量（GFR）	血清・尿	男性：129 ± 26 mL/分
		女性：97 ± 13 mL/分
クレアチニンクリアランス（Ccr）	血清・尿	91-130 mL/分
PSP試験	尿	25-50%
Fishberg濃縮試験	尿	尿比重：1.022以上 尿浸透圧：850 mOsm/kg以上

V. 内分泌機能検査

1. 下垂体機能

検査項目	試料	基準値と注意点
副腎皮質刺激ホルモン（ACTH）	血漿	9-52 pg/mL
甲状腺刺激ホルモン（TSH）	血清	0.34-3.5 μU/mL
成長ホルモン（GH）	血清	男性：0.17 ng/mL 以下
		女性：0.28-1.64 ng/mL
卵胞刺激ホルモン（FSH）	血清	男性：成年期4-15 mIU/mL
		女性：卵胞期初期4-10 mIU/mL
		排卵期ピーク16-23 mIU/mL
		黄体期4-7 mIU/mL
		妊娠時1 mIU/mL 以下
		閉経後15 mIU/mL 以上
黄体形成ホルモン（LH）	血清	男性：成年期1.5-55 mIU/mL
		女性：卵胞期初期1.5-5 mIU/mL
		排卵期ピーク10-50 mIU/mL
		黄体期1-3 mIU/mL
		妊娠時0.2 mIU/mL 以下
		閉経後15 mIU/mL 以上
プロラクチン（PRL）	血清	女性：30-65 ng/mL
		男性：15-30 ng/mL
抗利尿ホルモン（ADH）	血漿	0.3-3.5 pg/mL

2. 甲状腺機能

遊離トリヨードサイロニン（FT3）	血清	2.5-4.5 pg/mL
遊離サイロキシン（FT4）	血清	0.7-1.7 ng/dL
抗サイログロブリン抗体（TgAb）	血清	0.3 U/mL 以下
抗甲状腺ペルオキシダーゼ抗体（TPOAb）	血清	0.3 U/mL 以下
TSH受容体抗体（TRAb, TBII）	血清	10%以下

3. 副甲状腺機能

副甲状腺ホルモン (PTH)（intact）	血漿	15-50 pg/mL
カルシトニン（CT）	血清	25-50 pg/mL

4. 膵内分泌機能

血糖		「Ⅱ．血液生化学検査」を参照
75g経口ブドウ糖負荷試験（OGTT）2時間値	全血・血漿	140 mg/dL 未満（静脈血漿）
インスリン（IRI）	血漿	5-15 μU/mL（空腹時）
ヘモグロビンA1c（HbA1c）	全血	4.6-6.2%（NGSP値）
グリコアルブミン（GA）	血清または血漿	11-16%
C-ペプチド（CPR）	血清	1.2-2 ng/mL 空腹時 1.7 ± 0.1 ng/mL
抗GAD抗体	血清	陰性

5. 副腎皮質機能

コルチゾール	血清	2.7-15.5 μg/dL
アルドステロン	血清	安静臥位30-160 pg/mL

6. 性腺機能

エストラジオール（E2）	血清	妊婦：前期（10-20週）0.05-15 ng/mL 中期（21-30週）6-29 ng/mL 後期（30-42週）9-40 ng/mL 非妊婦：卵胞期前期11-82 pg/mL 卵胞期後期52-230 pg/mL 排卵期120-390 pg/mL 黄体期9-230 pg/mL 男性：20-50 pg/mL
テストステロン	血漿	男性：250-1,000 ng/dL 女性：10-60 ng/dL

Ⅵ. 血清学的検査

検査項目	試料	基準値と注意点
C反応性タンパク（CRP）	血清	成人0.3 mg/dL 以下
抗ストレプトリジンO抗体（ASO価）	血清	成人：160IU/mL 以下 小児：250IU/mL 以下
梅毒血清反応（STS）　CL抗原法　TP抗原法	血清	陰性（ガラス板法，RPR） 陰性（TPHA，TPLA，FTA-ABS）
リウマトイド因子（RF）	血清	陰性
LEテスト	血清	陰性
抗核抗体（ANA）	血清	陰性（40倍未満）
抗DNA抗体	血清	PHA法：陰性（80倍未満） RIA法：7IU/mL 以下
直接Coombs試験	血液	陰性
間接Coombs試験	血清	陰性
A型肝炎ウイルス（HAV）	血清	HA抗体：陰性
HBs抗原	血清	PA：陰性（8倍未満） RIA：陰性（0.9以下）
HBs抗体	血清	PA：陰性（4倍未満） RIA：陰性（0.9以下）
HBe抗原	血清	RPHA：陰性（4倍未満） RIA：陰性（0.9以下）
HBe抗体	血清	HI：陰性（4倍未満） RIA：陰性（29%以下）
HBc抗体	血清	PHA：陰性（64倍未満） RIA：陰性（29%以下）
HCV抗体	血清	陰性
HIV抗体	血清	陰性
HTLV-Ⅰ抗体	血清	陰性
IgG	血清	739-1,649 mg/dL
IgA	血清	107-363 mg/dL
IgM	血清	46-260 mg/dL
IgD	血清	2-12 mg/dL
IgE	血清	RIST：250IU/mL 以下 RAST：0.34PRU/mL 以下
補体価（CH50）	血清	33-48 U/mL
T細胞・B細胞百分率	全血	T細胞百分率：60-83% B細胞百分率：5-17%

Ⅶ. 腫瘍マーカー検査

検査項目	試料	基準値と注意点
癌胎児性抗原（CEA）	血清	IRMA：2.5 ng/mL 以下 CLIA：5 ng/mL 以下
αフェトプロテイン（AFP）	血清	10 ng/mL 以下
PIVKA-Ⅱ	血漿・血清	40 mAU/mL 以下
CA19-9	血清	37 U/mL 以下
CA125	血清	男性，閉経後の女性：25U/mL 以下 閉経前の女性：40U/mL 以下

Ⅷ. 尿検査

検査項目	試料	基準値と注意点
尿量	尿	800-1,600 mL/日
尿比重	尿	通常：1.015-1.025 水制限時：1.030-1.035 水負荷時：1.001-1.005
潜血反応	尿	陰性
アセトン体（ケトン体）	尿	陰性
尿タンパク	尿	定性：陰性 定量：0.044-0.295 g/日
微量アルブミン	尿	随時尿：30 mg/L 未満，27 mg/gクレアチニン未満
尿糖	尿	定性：陰性（感度0.1 g/dL未満） 定量：0.029-0.257 g/日
pH	尿	4.6-7.8
浸透圧	尿	100-1,300 mOsm/kgH2O
ビリルビン	尿	－（感度0.8 mg/dL）
ウロビリノゲン	尿	± ～ +
クレアチニン	尿	成人男性：1.1-1.9 g/日 成人女性：0.5-1.6 g/日
沈殿渣		
赤血球数	尿	1個1視野以内
白血球数	尿	1-3個1視野以内
上皮数	尿	1個10視野以下
硝子円柱数	尿	1-2個全視野以内
細菌，真菌，原虫	尿	

＊下線は基本的項目を示す。
（矢冨　裕：矢崎義雄総編集『内科学（第10版）』，朝倉書店，付，pp.3-18（2013）より一部改変し，許可を得て掲載）

〈アセスメント，計画シート〉　　　　　　　　　　　　　年　　クラス

氏　名：_____

1．問題となる栄養アセスメントデータの抽出

項目（領域）	問題となる栄養アセスメントデータ
食物・栄養に関連した履歴	
身体計測	
生化学データ，臨床検査と手順	
栄養に焦点を当てた身体所見	
個人履歴	

2．栄養診断（栄養状態の判定）

　　○主要な栄養診断コードから考えられる栄養診断コードをあげる。

3．PES 報告

　　○栄養診断コードごとに栄養診断（栄養状態の判定）の根拠を，栄養アセスメントの内容を参考にしながら記載する。

4．栄養介入計画の作成

　　Mx）

　　Rx）

　　Ex）

5．栄養・食事計画（食品構成）の作成
（1）栄養・食事計画におけるポイント

　　　①栄養補給法　→

　　　②食　形　態　→

　　　③そ　の　他　→

＊Excel ファイルとして，建帛社ホームページよりダウンロードできます。
〔https://www.kenpakusha.co.jp/np/isbn/9784767907123/〕

年　　クラス

氏　名：＿＿＿＿＿＿＿＿＿＿＿＿

＊必要に応じて栄養素項目を追加

（2）食品構成

〔給与栄養目標量〕

エネルギー (kcal)	たんぱく質 (g)	脂　質 (g)	炭水化物 (g)	食塩相当量 (g)	食物繊維総量 (g)

食　品　群		純使用量 (g)	エネルギー (kcal)	たんぱく質 (g)	脂　質 (g)	炭水化物 (g)	ナトリウム (mg)	食物繊維総量 (g)
穀　類	米							
	パン類							
	めん類							
	その他の穀類							
いも類	いも・生							
	こんにゃく類							
砂　糖　類								
大　豆 大豆製品	豆腐・大豆製品							
	その他の豆類							
種　実　類								
野　菜　類	緑黄色野菜							
	その他の野菜							
	野菜漬け物							
果　物　類	柑　橘　類							
	その他の果物							
	加糖加工品							
きのこ類								
藻　　類								
魚　介　類	生							
	塩，生干し，乾燥							
	水産練り製品							
肉　　類	生							
	加　工　品							
卵　　類								
乳・乳製品								
油　脂　類								
調味料・ 香辛料類	調味料類							
	食　　塩							
合　　　計								

〔栄養素比率〕　食塩相当量　　　　　　g
穀類エネルギー比　　　　　%
たんぱく質エネルギー比　　%
脂質エネルギー比　　　　　%
炭水化物エネルギー比　　　%
動物性たんぱく質比　　　　%

＊ Excel ファイルとして，建帛社ホームページよりダウンロードできます。
〔https://www.kenpakusha.co.jp/np/isbn/9784767907123/〕

献立表参考例（基本）

給与栄養目標量	エネルギー (kcal)	たんぱく質 (g)	脂　質 (g)	炭水化物 (g)	食塩相当量 (g)	食物繊維総量 (g)			

区　分	料理名	食　品	重　量 (g)	エネルギー (kcal)	たんぱく質 (g)	脂　質 (g)	炭水化物 (g)	ナトリウム (mg)	食物繊維総量 (g)			
朝食												
	小　計											
昼食												
	小　計											
夕食												
	小　計											
	合　計											

＊ Excel ファイルとして，建帛社ホームページよりダウンロードできます。
〔https://www.kenpakusha.co.jp/np/isbn/9784767907123/〕
＊必要に応じて栄養素を追加して使用できます。

〔栄養素比率〕
穀類エネルギー比　　　　　　　％
たんぱく質エネルギー比　　　　％
脂質エネルギー比　　　　　　　％
炭水化物エネルギー比　　　　　％
動物性たんぱく質比　　　　　　％

献立表参考例（糖尿病食品交換表）

1日の単位配分	表1	表2	表3	表4	表5	表6	調味料	合計
（単位）								

給与栄養目標量	エネルギー	たんぱく質	脂質	炭水化物	食塩相当量	食物繊維総量		
	kcal	g	g	g	g	g		

区　分	料理名	食　品	重　量 (g)	表1	表2	表3	表4	表5	表6	調味料	エネルギー (kcal)	たんぱく質 (g)	脂質 (g)	炭水化物 (g)	ナトリウム (mg)	食物繊維総量 (g)
朝　食																
	小　計															
昼　食																
	小　計															
夕　食																
	小　計															
	合　計															

＊Excelファイルとして，建帛社ホームページよりダウンロードできます。
〔https://www.kenpakusha.co.jp/np/isbn/9784767907123/〕
＊必要に応じて栄養素を追加して使用できます。

〔栄養素比率〕　たんぱく質エネルギー比　　　　%
　　　　　　　　脂質エネルギー比　　　　　　　%
　　　　　　　　炭水化物エネルギー比　　　　　%
　　　　　　　　動物性たんぱく質比　　　　　　%

献立表参考例（腎臓病食品交換表）

1日の単位配分	表1	表2	表3	表4	表5	表6	別表	特殊食品	合計
（単位）									
エネルギー（kcal）					kcal	kcal			

区分	料理名	食品	重量(g)	表1	表2	表3	表4	表5(kcal)	表6(kcal)	別表	特殊食品	エネルギー(kcal)	たんぱく質(g)	脂質(g)	ナトリウム(mg)	カリウム(mg)	食塩相当量(g)	
朝食																		
	小計																	
昼食																		
	小計																	
夕食																		
	小計																	
	合計																	

＊ Excel ファイルとして，建帛社ホームページよりダウンロードできます。
〔https://www.kenpakusha.co.jp/np/isbn/9784767907123/〕
＊必要に応じて栄養素を追加して使用できます。

〔栄養素比率〕
たんぱく質エネルギー比　　　　％
脂質エネルギー比　　　　％
炭水化物エネルギー比　　　　％
動物性たんぱく質比　　　　％

索　引

〔編著者〕 （執筆担当）

桑原 節子　淑徳大学看護栄養学部　教授　第3章
　　　　　　　　　　　　　　　　　　　　　第4章 4-1, 4-2

永井 徹　新潟医療福祉大学健康科学部　教授　第2章 1(1)〜(3), 3
　　　　　　　　　　　　　　　　　　　　　第4章 10-1, 10-2

〔著　者〕（五十音順）

石長孝二郎　広島女子学院大学人間生活学部　教授　第2章 1(4), 2
　　　　　　　　　　　　　　　　　　　　　　　第4章 9-1, 9-2

落合 由美　鎌倉女子大学家政学部　准教授　第4章 3-1, 3-2

恩田 理恵　女子栄養大学栄養学部　教授　第4章 2-1, 2-2

片桐 義範　福岡女子大学国際文理学部　教授　第1章
　　　　　　　　　　　　　　　　　　　　　　第4章 8-1, 8-2

竹内 真理　高崎健康福祉大学健康福祉学部　准教授　第4章 1-1, 1-2, 1-3

田中 寛　東京家政大学家政学部　教授　第4章 5-1, 5-2

調所 勝弘　昭和女子大学食健康科学部　教授　第4章 6-1, 6-2

長谷川輝美　鎌倉女子大学家政学部　准教授　第4章 7-1, 7-2